どうすれば食の安全は守られるのか

いま、食品企業に求められる品質保証の考え方

米虫節夫 編

奥田貢司
佐藤徳重
角野久史
植松繁顕
衣川いずみ
上野武美 著

日科技連

まえがき

　食の安全・安心を揺るがす不祥事や事件が続いています。そこで、**「(中国製冷凍餃子問題を発端に)食品の安全性を保証するために何をなすべきか」**を科学的な知見にもとづいてまとめたのが本書です。

　不二家の不祥事から始まった2007年は、表示ミスや産地偽装などJAS法違反事件が大きな問題となりました。それまでの食品分野の事件といえば、食品衛生管理の不備によって微生物汚染が原因の食中毒が起こり、嘔吐や下痢などの症状を示す被害者が発生するのが定番でした。ところが、2007年の不祥事や事件では、そのような被害者はいなかったのです。**被害者のいない食品不祥事、それが2007年の特徴であり、これ以降従来からの食品衛生管理とともに、表示などの製品開発に関連する管理体制の強化が必要になってきました。**その結果、衛生管理の仕組みであるHACCPシステムを品質保証の国際規格 ISO 9001のなかで動かす国際規格 ISO 22000食品安全マネジメントシステムの必要性が大きくクローズアップされました。

　2007年にマスコミを賑わした不祥事や事件は、大きく２つのグループに分けられるのも顕著な特徴です。「不二家、石屋製菓(白い恋人)、赤福(赤福餅)など」のグループと、「ミートホープ、比内鳥、船場吉兆など」のグループです。前者はさまざまな問題点を含んではいましたが、ポカミス的なJAS法違反が中心であり、不祥事発覚後、第三者の委員会を立ち上げ、再出発しています。それに対して後者は、企業のトップが率先して違反を指示していたのに、事件として報道された後もなかなかその事実を認めようとせず、見苦しいばかりに責任を他人になすりつけようとし、恥の上塗り的に不正の事実が続出し、最後は倒産や廃業など

の企業終焉を迎えました。その後も、詐欺罪などの刑事事件として立件され、トップが逮捕される事態になり、終止符を打っています。こう考えると、前者は不祥事ですが、後者はまさに事件というべきでしょう。

　そして2008年は、中国製冷凍餃子事件で始まりました。この事件は、異常な高濃度の農薬混入と、それによる有症患者の発生という点で注目されました。さらに、数年前からの中国製製品に対する問題視と警戒心がマスコミの話題となり、従来の食品不祥事や事件とは、大きく異なる展開となりました。事件の完全解決にはまだ至っておりませんが、さまざまな状況証拠から中国国内の製造工程で何者かが故意に高濃度の農薬を混入した疑いが強いと思われます。

　従来から行われているHACCPシステム、ISO 9001、ISO 22000などの仕組みは、安定した状態で稼働しているプロセスの工程管理が中心でした。しかし、中国製冷凍餃子事件では、企業に不満をもった従業員の故意のテロ的行為との見方が強まっています。前述のような工程管理中心の良い製品を作り出そうという管理だけでは、テロ的行為を防ぐことは不可能です。従業員がテロ的行為をしないような人事管理が必要となってきました。**まさに食の安全・安心対策が新しい段階に入ってきたと考えるべきでしょう。すなわち、従業員満足度の向上なども含めた人事管理までが、食の安全・安心対策に必要となってきたのです。これに対応できるシステムは、全社的品質管理（TQM：Total Quality Management）**しかないと私は考えています。

　本書の執筆は、すべて食品安全ネットワークの会員によるものです。食品安全ネットワークでは、2カ月に1回程度の頻度で例会を行い、続発する企業不祥事や食の安全・安心問題について日頃から意見交換をしています。なかでも中国製冷凍餃子事件は、大きな問題として取り上げられ、日本生活協同組合連合会が発表したこの事件に対する第三者検討

委員会の報告書なども検討しました．本書は，そのなかで議論したことを中心に，いくつかの問題点をあげ，構成しています．

　第1章では，前述したような食の安全に対する管理の変化を考察しています．第2章では，急速に変化している中国の食の安全に対する取組みを紹介しました．第3章は，JAS法を見てもほとんどの人が理解できないといわれている表示の問題を具体的に解説しました．第4章では，不祥事や事件が起こったとき，問題となる製品の範囲はどこまでか，回収対象をどのようにするかなどで重要な役割をもつトレーサビリティについて，京都生協の活動を取り上げて解説しました．最後に第5章で，今後，企業が社会に対してどのような責任をとるべきかをコンプライアンスと企業の社会的責任(CSR：Corporate Social Responsibility)の観点から論じています．また，付録として，中国製冷凍餃子事件で問題となった農薬類の安全性について，食品安全委員会の発表した資料を示すとともに，餃子の作り方を再確認し，そのうえで日本と中国の違いなどを紹介しています．

　本書が，食の安全・安心問題を考えるときの良い羅針盤となれば幸甚です．

　最後に，本書は食品安全ネットワーク(http://www.fu-san.jp/)の例会での議論がなければ生まれることはなかったと思います．その意味でいつもお世話になっている食品安全ネットワークの会員諸氏にお礼申し上げます．また，事件の異常な展開などを受け，遅々として原稿執筆が進まない執筆者たちに叱咤激励をしていただくとともに，本書の大きな構成などのヒントを与えていただいた日科技連出版社の鈴木兄宏氏に心からお礼申し上げます．

2008年7月

食品安全ネットワーク

会長　米虫節夫

どうすれば食の安全は守られるのか

Contents

まえがき　iii

第1章　食品不祥事を科学的に総括する

- 1.1　わが国の食料事情と輸入食品の現状　2
- 1.2　大きく変わる食品不祥事の特徴　4
    - 1.2.1　食中毒被害者のいない食品不祥事　4
    - 1.2.2　食品不祥事の原因分類　6
    - 1.2.3　廃棄処分と流通の問題　7
    - 1.2.4　食品不祥事の変化　8
- 1.3　なぜ、不祥事が発生するのか　10
    - 1.3.1　農林水産省の指摘　11
    - 1.3.2　赤福の不正表示の原因　13
    - 1.3.3　情報の収集は大事な作業　15
- 1.4　食品偽装と法律違反　16
    - 1.4.1　食品偽装に関連する法律　16
    - 1.4.2　赤福の法律違反と処分　18
- 1.5　行政を動かす食品事件　22
    - 1.5.1　大きな事件と行政の対応　22
    - 1.5.2　縦割り行政の問題　23
    - 1.5.3　「食の安全」報告書原案　25
    - 1.5.4　検査を増やしても解決せず　25
- 1.6　不祥事から何を学び何をなすべきか　29
    - 1.6.1　経営トップがなすべきこと　29
    - 1.6.2　クライシスコミュニケーションのポイント　30
    - 1.6.3　中国製冷凍餃子事件の情報伝達の問題点　32
    - 1.6.4　HACCPシステムは万能ではない　34

第2章　輸入食品の安全性を検証する

- 2.1 輸入食品の安全性の問題　38
  - 2.1.1 中国製食品はそんなに悪いのか　38
  - 2.1.2 中国製食品の今までの違反実態を見る　39
- 2.2 中国製食品の安全性と必要性　44
  - 2.2.1 輸入統計から見る中国製食品の安全性　44
  - 2.2.2 チャイナ・フリーの問題点　47
- 2.3 中国政府の努力　49
  - 2.3.1 中国における食品安全に対する組織と取組み　49
  - 2.3.2 輸出食品に対する中国政府の新たな試み　53
- 2.4 中国製食品を今後どう考えるべきか　56

第3章　食品表示を分析する

- 3.1 法令に則した食品表示とは　60
  - 3.1.1 食品表示にかかわる法令　60
  - 3.1.2 裏面一括表示の記載方法　62
- 3.2 裏面一括表示以外の商品の特徴・強調・あいまい表示　82
- 3.3 表示の不祥事を起こさないために　83
  - 3.3.1 コンプライアンス経営の徹底　83
  - 3.3.2 家業から企業に　84
- 3.4 正確な表示を行うポイント　85
  - 3.4.1 製品仕様書を正しく作成　85
  - 3.4.2 原料原産地表示の不正防止　88
  - 3.4.3 賞味期限印字ミスの防止　90

第4章　トレーサビリティで食の安全・安心を確保する

- 4.1　食品のトレーサビリティの必要性　94
  - 4.1.1　トレーサビリティとは　94
  - 4.1.2　トレーサビリティが注目される理由　95
- 4.2　トレーサビリティ確保で食の安心づくり　97
  - 4.2.1　トレーサビリティとHACCPの関係　97
  - 4.2.2　トレーサビリティを確保するメリット　98
  - 4.2.3　食の安全・安心とトレーサビリティ　102
- 4.3　各国のトレーサビリティ確立の取組み　103
  - 4.3.1　日本のトレーサビリティシステム制度と普及　103
  - 4.3.2　海外のトレーサビリティ確立の動き　103
- 4.4　京都生活協同組合の「鶏卵の品質保証システム」事例　105
- 4.5　消費者へ安心を届けるトレーサビリティ　112

第5章　コンプライアンスで「企業」「従業員」「消費者」を守る

- 5.1　他社のコンプライアンス違反から何を学ぶか？　116
- 5.2　今、求められているコンプライアンスとは　118
- 5.3　コンプライアンス体制の構築　119
- 5.4　コンプライアンス体制の運用・チェック　136
- 5.5　コンプライアンス体制の見直し　142

付録1　農薬の知識　143　　付録2　餃子の製造方法　148
参考文献　157　　　　　　索引　161

第1章

食品不祥事を科学的に総括する

多くの食品不祥事が引きも切らずに報道されています。ここではマスコミのセンセーショナルな報道ではなく、どのような理由で、どのような不祥事が起こり、そのために何が問題となっているのか、またその事件から引き出される教訓はどのようなものか、などを総括しました。話題性や情に流されることなく科学的に系統立てて見直すことにより、問題の本質が見えてきます。

1.1 わが国の食料事情と輸入食品の現状

　2007年、わが国の供給熱量ベースの総合食料自給率が概算値でついに40％を下回ったことについて、どのくらいの人たちがその事実に危機感を感じているでしょうか。
　私は、最近2つの出来事で「ちょっとヤバイな」と感じました。
　皆さんはこの現実をどう考えますか？

(1)「ちょっとヤバイな」の出来事——その1

　ある新聞で食をテーマにした記事[1]が連載されていました。そのなかで、現在の日本が国民1人当たりに供給できるエネルギーを算出して「完全自給食」に挑戦する特集が組まれていました。農林水産省では、2006年の国民1人が食事で摂取を必要とする熱量は2,547.6キロカロリー、これに対して国産食材で自給できる熱量は996キロカロリーと算出しています[2]。この特集では、実際に国産供給できる食材で996キロカロリー分の1日の食事例が掲載されていました。案の定、私の日頃の食生活から考えると1食分ぐらいのボリュームでした。さらに「国産供給可能な食材」という条件が付いていましたので、肉や魚が少なく、予想以上に質素な感じがしました。この食事例(「食事例」というよりむしろ「食事の量」)を見て、もし輸入が完全にストップし、食料備蓄が底を尽いてしまったら、1日の食事があの量で快適に生活や仕事ができるのだろうか……、と想像するとかなり不安になりました。
　ある大学の栄養学の先生によれば996キロカロリーの摂取熱量とは、

---

1) 読売新聞YOMIURI ONLINE「二階堂記者の「完全自給食」体験記」
　　http://www.yomiuri.co.jp/feature/foodexp/fe_fo_01.htm
2) 農林水産省ホームページ「食料自給率の部屋」より「食料自給率とは」1.(イ)カロリーで計算
　　http://www.maff.go.jp/j/zyukyu/zikyu_ritu/011.html

1～2歳の男児が1日に必要とするエネルギー量と同じだそうです。

(2)「ちょっとヤバイな」の出来事——その2

スーパーで買い物をしているときに気づいたことです。

1年半ぐらい前（2006年後半～2007年）から食品の輸入相手国第2位である中国の食品や農産物の安全性に対する不信感から、スーパーの店頭に中国産の食材を置かない風潮が起こりました。私は、職業柄スーパーでいろいろな食材を見ていたのですが、特に生鮮食品（野菜や海産物など）の価格帯が全体的に急に上がったように思えました。そこで中国からの野菜の輸入状況[3]について調べてみると、2006年では、わが国の野菜の総輸入量278万トンのうち、約60％にあたる162万トンが中国からの輸入に頼っています。食料自給率が低迷するなか、本当に中国製食品を締め出しても私たちは快適な食生活を送れるのか？　さらには品薄が招く価格上昇に、私たちの生活水準がついていけるのか、と不安を感じました。

その後、テレビを見ていたら、あるスーパーの野菜売り場が映っていました。そこでは中国製と国産の同じ種類の野菜を横並びに陳列していました。当然、中国製野菜よりも国産野菜のほうに数倍高い値段をつけていたのですが、それでも国産野菜がどんどん売れていました。商売上、特売品でもない限り、生鮮食品というのは、あまり早い時間帯で陳列棚を空にすることができないはずなのでどうするのかな、と思っていたら、なんと数分後に値上げした値札に貼り替えられたのです。

私は「えっ！」と思わず、声を上げてしまいました。

---

[3]　独立行政法人農畜産業振興機構ホームページ「ベジ探」より「2006年野菜輸入の動向」（原資料：財務省　貿易統計）
　　http://vegetan.vegenet.jp/

1.2 大きく変わる食品不祥事の特徴

　中国製品をはじめとする輸入食品の問題が、数多く起こっていますが、ここでは正しい事実認識の上に立って何が問題なのかを見直してみましょう。

1.2.1 食中毒被害者のいない食品不祥事

　2007年は正月気分も抜け切らないなか、あのペコちゃんでおなじみの「不二家」による食品不祥事から幕が開きました。従来の食品事故は、食品衛生管理の不備などが原因で食中毒が起こり、腹痛・下痢・発熱などの症状を示す多数の被害者を出すというのが定番でした。しかし、**不二家以降の「食品企業の不祥事」は、食品（製品）を食べた消費者からは食中毒の症状を起こしたという報告がほとんどゼロであるにもかかわらず、大きな社会問題となるという新たな類型**が生まれています。

　不祥事が発生するとマスコミが大きく報道し、消費者が注目することで、実際問題以上に話題性がエスカレートし、大腸菌と大腸菌群の区別もわからないワイドショー番組のコメンテーターやパーソナリティーが食品衛生の専門家からみると「よくもこれほどひどいことを」と思われる常識はずれの意見を、マスコミをとおして堂々と発表しています。その結果、当該食品企業へのダメージが大きくなり、本来解決すべき対応が遅れてしまい、再スタートする機会を見失うことさえ起こっています。もちろん、違う視点から見たときに食品企業のモラルの欠如や業界で慣習的に行われていたことが、社会的に大きな問題として指摘されることは仕方のないことです。そしてこれによって、食品企業に新しい管理システムが導入されて業務改善が進んでいくことは、良いことです。しかし、一方的に消費者の不安を煽り、不信を招き、問題を起こした企業の製品だけでなく、関連する企業の製品までもが回収され、その業界・地

1.2 大きく変わる食品不祥事の特徴

表1.1 主な食品事故の比較

発生年月	食品事故名	原因物質	被害者人数	内容
1955年6月	森永ヒ素ミルク中毒事件	ヒ素	12,159人（死者131人）	「森永ドライミルク」の添加物である第二燐酸ソーダに、不純物であるヒ素が含まれていた。
1968年3月	カネミ油症事件（ライスオイル事件）	PCB PCDF	認定患者数1,906人（2007年3月）	食用油に熱媒体として使用されていたPCBが混入し、その食用油を摂取した人々に、肌の異常、頭痛、肝機能障害などを引き起こした。
1984年6月	熊本辛子蓮根による集団食中毒事件	ボツリヌス菌	36人（死者11人）	原材料の蓮根の滅菌処理不足により、残存したボツリヌス菌が真空パック内で繁殖し、毒素を産生した。
1990年9月	ティラミスケーキによる食中毒事件	サルモネラ菌	697人	材料である液卵を室内温度（25℃）の状態のままで5時間放置。この間にサルモネラ菌が増殖した。
1996年7月	堺市O-157集団食中毒事件	腸管出血性大腸菌O-157	約9,500人（死者3人）	O-157に汚染された堺市の学校給食を喫食した児童に集団食中毒が発生した。
2000年6月	雪印乳業食中毒事件	黄色ブドウ球菌（エンテロトキシンA型）	14,780人	低脂肪乳などの原料に使用された脱脂粉乳（大樹工場製造）がエンテロトキシンA型に汚染されていた。

域全体に風評被害を与えるようなマスコミ報道に対しては、冷静さや公平な目をもつことが必要です。

過去に起きた食中毒の事例と比べてみると、その内容と被害者数の違いの大きさに驚かされます(表1.1)。従来の食中毒は、多くの被害者が腹痛、下痢、発熱、嘔吐などの症状を示し、最悪の場合には多数の死者までも出ていました。しかし、最近の食品不祥事ではどうでしょうか？以降ではこのことについて考えてみます。

1.2.2 食品不祥事の原因分類

2007年に発生した食品偽装などの不祥事で、大きく取り上げられた企業の問題点を、その原因から大きく2つに分類してみました(表1.2)。

この表で、第一の分類は、「使用する原材料には食中毒などの発生の危険はないが、品質管理上の認識の甘さがあるもの」です。これらの不祥事を起こした企業は、過去にさかのぼってみても食中毒などの事件発生がなく、これなら問題ないと判断し、経験や勘から消費期限切れの原材料を使用したり、賞味期限の改ざんなどを行っていました。もしも、2000年の雪印乳業食中毒事件の教訓をもとに、消費者の意識変化や食品企業への社会的な責任に対する社会の受け取り方の変化をもっと深く考

表1.2　食品企業の主な不祥事(2007年)

分類	発覚した月	会社名	製品	賞味期限の改ざん	回収品の再出荷	消費期限切れ使用	原材料偽装
品質管理の甘さ	1月	不二家	シュークリーム			○	
	8月	石屋製菓	チョコレート	○	○		
	9月	赤福	和菓子	○	○		
偽装(原材料・産地など)	6月	ミートホープ	牛ひき肉				○
	10月	比内鳥	製品すべて				○
	10月	船場吉兆	牛肉・菓子類	○	○	○	○

えて、「科学的な根拠にもとづいた判断を必要とする」というルールが守られていれば、これらの不祥事を未然に防ぐことができたはずです。

第二の分類は、「表示もしくは製品仕様書と、一致しない(偽装した)原材料を使用し製造・販売していたもの」です。船場吉兆で行われていたお客の食べ残した料理の「使い回し」などは、料金の二重取りでもあり、詐欺にもなりそうな常識はずれの行為です。これらは明らかに自社の都合を優先した自分勝手な考えで、消費者を欺くものです。企業のトップ主導によるもので「犯罪的な要素が高い事件」と考えます。

消費者のニーズは大きく変化しており、大手流通業者から食品製造業者への要求は、納期や価格などの面で、どんどん厳しいものになっています。しかし、それらを言い訳にした経営が、社会的に許される道理はありません。**両者に共通する不祥事の原因は、食品企業として「安全・安心」を優先した経営戦略がないことです。また、現場の声を聞かずして経営者が独断的に判断し消費者を無視したこと。この結果が、企業の存続にかかわる不祥事につながっています。**伝統や歴史のある老舗やカリスマ創業者といわれる経営者によってワンマン経営がなされている企業にとっては、「会社の常識は、社会の非常識である」と考えることが大切であり、中間管理職などの社員の意見を反映し、経営を見直すことが必要になっています。近江商人道では「商売とは儲けだけでなく、世の中を良くするものでなくてはならない」として、売り手・買い手、さらに世間の「三方」の利益を考えた「三方よし」を取り入れることで、内部告発などとは無縁の商道徳を発展させました。今この時機にその考えを見直す意味は、決して小さくないと思います。

1.2.3 廃棄処分と流通の問題

これらの食品偽装を起こす背景に目を向けておくことも大切なことです。本来は、まだ食べても「安全な食品」なのに、「安全を優先する」た

めに多くの食品が廃棄処分されています。皆さんのご家庭の冷蔵庫にある消費期限・賞味期限切れの食品は、どのように処理されていますか？

その食材の性質や特徴などを考えることなく闇雲に捨てていませんか？　流通段階でも、例えば、コンビニで売られている弁当やスーパーマーケットの惣菜などは、売れ残ってしまえば、ゴミとして処分されるしかないのです。さらに、和菓子業界では半ば常識的に餡や餅が再利用されています。その実態を知らずに、一方的に問題扱いするマスコミ報道を少し冷静に見つめ、自分の価値基準で生産量が調整できる賢い生産者も存在してほしいものです。

事故が起これば大変だから廃棄処分にするという流通側の考えも理解はできるのですが、世界的規模で進行している栄養不足と飢餓についても知っておくべきです。日本の食料自給率の話を冒頭にしましたが、国連世界食糧計画（WFP）によると世界ではアフリカなどの約８億５千万人が栄養不足の状態で、身体や脳の発達に影響が出ているだけでなく、体力不足により感染症などの病気にも罹っています。このため、毎日２万５千人が餓死しているという報告があります。特に深刻なのは子どもたちで５歳未満の子どもが餓えや餓えからくる病気のために５秒に１人の割合で、命を落としているということです。これらの現実に目を向け、適切な生産計画を立てることこそ企業発展だけでなく社会的な責任を果たすために必要なことです。

1.2.4　食品不祥事の変化

ここ数年で食品不祥事の内容が大きく変化してきました。これは、無視できない事態です。前述のように一昔前の食品不祥事は微生物汚染が原因で、病原微生物や微生物が産生した毒素による食中毒が発生していました。そして悲惨な症状を示す被害者の人数やごった返す医療施設の状況を映し出すことが新聞やテレビの中心的な報道でした。微生物によ

る食中毒が起こるのは、原材料がもともと微生物に汚染されていたり、または製造工程において新たに微生物が混入したために汚染されたり、汚染された微生物の繁殖などがその原因でした。それを防ぐために食品製造段階での微生物管理、すなわち衛生管理が重要な課題とされてきました。

　しかし、**最近の食品不祥事では、そのような食中毒の発生や有症患者がいないのが大きな特徴です**。マスコミで報道される内容の多くは、表示ミスや製造日などの改ざん問題です。表示ミスには、記載された内容自体のミスといえる原材料の産地偽装、品質偽装、消費期限や賞味期限の偽装・誤記載、アレルギー原因物質などの無記載などとともに、記載順序のミス（重量順に記載すべき項目での順序のミスなど）や不必要な内容の記載など多くのミスが指摘されています。さらに、消費期限切れの原材料使用や返品されてきた商品の再利用・部分的再利用なども問題とされています。これらの情報は概ね包装材料に記載されたり、印刷物として添付されているものです。

　原材料にどのようなものを用いるのか、何をどれくらいの重量比で配合して用いるのか、消費期限や賞味期限を何日に設定するのかなどは、製品開発・製品設計の問題です。その製品設計にもとづいて、原材料の調達、保管、製造が行われます。包装材料に何を印刷するのか、どのような原材料を用いるのかなどは、製造部門だけでは解決できない問題で、その企業の製品開発を含む品質管理をどのようにするかの問題です。このように考えると最近の食品不祥事は、製造現場中心の食品衛生のレベルから、企業全体の品質管理のレベルに移ってきたといえます。

　さらに、最近の不祥事の発覚が内部告発によるものということを考えると、不祥事の発覚は製造現場だけの問題ではなく、**人事・労務管理制度や従業員満足度なども大きな要因となっている**といえます。つまり、製造現場のみの管理から、企業全体レベルでの管理、言い換えると、製

```
┌─────────────────────────────┐
│   微生物制御中心の衛生管理    │
└─────────────────────────────┘
```
　2007年の諸不祥事：微生物管理の限界
```
┌─────────────────────────────────────┐
│ 製品の開発、包装・表示を加味した全社的品質管理 │
└─────────────────────────────────────┘
```
　中国製冷凍餃子事件：労務管理の必要性
```
┌─────────────────────────────────────┐
│  人事管理・労務管理も含めた全社的品質管理   │
└─────────────────────────────────────┘
```

図1.1　食品の安全問題における範囲の変化

品をつくるための品質管理とともに従業員満足をも含む人事・労務管理まで含んだ全社的品質管理が必要な段階にさしかかっていることを認識すべきです(図1.1)。

1.3 なぜ、不祥事が発生するのか

　なぜ不祥事が発生するのかという原因を考えることは、再発を防ぐうえでとても大事なことです。

　マスコミなどで不祥事を大きく報道された企業の多くは、不祥事発生の原因究明を行い、再発防止策を含めた次のような内容を自社のホームページ上などで公表しています。

- なぜそのようなことが起こったのか。
- どういう経過をたどったのか。
- 今後そのような不祥事を再発させないために何をしたか。

　ここでは最近の典型的な不祥事のひとつである三重県伊勢市の名物

「赤福餅」を例に取り上げ、なぜ不祥事が起こったかを赤福のホームページに掲載された公告などを中心に考えてみます。

1.3.1 農林水産省の指摘

農林水産省は、2007年10月12日に「株式会社赤福が販売した商品(商品名「赤福餅」)における不適正表示に対する措置について」として、以下のことを発表しました。

---

1 株式会社赤福(参考参照)(本社：三重県伊勢市宇治中之切町26番地。以下「赤福」という。)は、(ア)自社工場が製造し製造年月日及び消費期限を表示した商品(商品名「赤福餅」。以下「赤福餅」という。)のうち、販売店に出荷しなかった商品(以下「出荷残」という。)を冷凍した上で、注文に応じて解凍、再包装し、この再包装した日を新たな製造年月日として、製造年月日と消費期限を表示するという不適正な表示を長期間日常的に行っていたこと(イ)原材料表示について、使用した原材料の重量順に「砂糖、小豆、もち米」と表示すべきところ、長期間にわたって「小豆、もち米、砂糖」と表示していたことを確認しました。
2 このため、本日、赤福に対して、JAS法第19条の14第1項の規定に基づく指示を行いました。

出典) http://www.maff.go.jp/j/press/syouan/kansa/071012.html

2　措　置

当該商品において事実を誤認させるような製造年月日を表示したことは、JAS法第19条の13第1項の規定により定められた加工基準第6条第3号に規定する表示禁止事項に該当し、また原材料の表示

> について、原材料に占める重量の割合の多いものから順に表示しなかったことは加工基準第4条第1項第2号アの規定に違反（別紙1参照）するものであることから、赤福に対し、JAS法第19条の14第1項の規定に基づく指示（別紙2参照）を行いました。
> 　出典）　http://www.maff.go.jp/j/press/syouan/kansa/071012.html

　指摘のあった「加工食品品質表示基準」（改正平成20年1月31日農林水産省告示第125号）の第4条には、次のように記載してあります（下線は筆者による）。

> （加工食品の表示の方法）
> 第4条
> 　(2)　原材料名
> 　　　使用した原材料を、ア及びイの区分により、次に定めるところにより記載すること。
> ア　食品添加物以外の原材料は、原材料に占める重量の割合の多いものから順に、その最も一般的な名称をもって記載すること。
> （以下省略）

　また、同基準の第6条には、次のように記載されています（下線は筆者による）。

> （表示禁止事項）
> 第6条　次に掲げる事項は、これを表示してはならない。
> 　(1)　第3条又は第4条の2の規定により表示すべき事項の内容と矛盾する用語
> 　(2)　産地名を示す表示であって、産地名の意味を誤認させるよう

> な表示
> (3) その他内容物を誤認させるような文字、絵、写真その他の表示
> (4) 屋根型紙パック容器の上端の一部を一箇所切り欠いた表示（別表5の左欄に掲げる加工食品について、同表の右欄に掲げる方法により表示する場合を除く。）

　そのほかJAS法だけでなく、製造年月日および消費期限表示の改ざん、製造年月日および消費期限の先付けなどの食品衛生法にも違反することが、判明しました。

　三重県伊勢保健所は、食品衛生法違反の事実を確認し、2007年10月19日から無期限の営業禁止処分にすることを決めました。「赤福餅」を食べた人から1人も健康被害者が出ていないのに「無期限の営業停止」は、きわめて異例のことです。

1.3.2 赤福の不正表示の原因

　2008年1月31日の株式会社赤福コンプライアンス諮問委員会が作成した「報告書」[4]には、不正表示の原因を追究・検討し、次のように結論しています。

> 5. 株式会社赤福における一連の不祥事に関する原因分析
> (1) 直接的原因(不祥事を直接生み出した問題点)
> ① 「残品なし」という経営方針に対する誤った取組み
> 　株式会社赤福においては、「3つ売るより1つ残すな」という言葉に象徴されるように、徹底した残品削減方針が存在した。一方、

---

4) http://www.akafuku.co.jp/compliance/pdf/c20080206_02.pdf

> 売上拡大へのプレッシャーから、欠品は最小限に食い止めなければならず、効率的に商品を再利用する方法を考え出さざるを得ないプレッシャー／雰囲気が現場に存在していた。
> 　現場に対しては、このような「残品なし」という経営方針に対応するための具体的な方法までは指示が行われておらず、プレッシャーをかけられた現場においては、商品の再利用に関する様々な手法が編み出されるに至った。

　販路拡大にともない、生産量が増えていったが生産には限界があり、当日製造分だけでは不足する事態となりました。そこで冷凍や先付けなどの方法が現場の知恵として生み出されていきました。

　また、三重県の調査によると、不祥事発覚の時点の商品ロス率は2％といわれています。ロス率2％は、冷凍や先付けなどを行っているにしては多いと思われます。しかし、それらの不祥事が行われていなければ、もっとロス率が高い状況[5]であり、ロスを減少させるために考え出された方法が不祥事の原因になったと考えられます。

　また、同報告書では、間接要因として、次のように述べています。

> **(2)　間接的原因（経営上の問題点・組織上の問題点）**
> 　　〈中略〉
> **⑥　コンプライアンス態勢の欠如**
> 　株式会社赤福においては、コンプライアンス態勢が確立されておらず、経営陣及び従業員に法令遵守の意識が欠如していたことや、食品メーカーとして基本的な法令である、食品衛生法、JAS法等を

5）　一般的な方法でロス対策を行っている場合のロス率は約3〜5％です。筆者は赤福は10％近くあったと考えています。

> 始めとした各種法令に関する意識及び知識が欠如していたことが、問題点として挙げられる。

　食品表示に関する法令は農林水産省所管の「農林物資の規格化及び品質表示の適正化に関する法律」(JAS法)、厚生労働省所管の「食品衛生法」、公正取引委員会所管の「不当景品類及び不当表示防止法」(景品表示法)などがあります。問題点は法令を所管する官庁が分かれており、しかも縦割り行政が行われているために、各法令を遵守した表示にすると複雑でややこしくなってしまうことです。おそらく、中小の食品メーカーの従事者でJAS法や食品衛生法などを熟読した人は、ほとんどいないのではないでしょうか。赤福に限らず他の不祥事を起こしたメーカーでも、法令についての理解不足が大きな原因のひとつと考えられます。

1.3.3 情報の収集は大事な作業

　赤福の事例を見るとこれらの不祥事発生の原因は、多くの不祥事を起こした企業に共通するものといえます。不祥事を起こした企業の多くは、その原因・経過・対策についての報告を自社のホームページに掲載しています。それらの報告書は、大きな犠牲のうえに得られた貴重な資料です。読者の方々が、自社で同じような不祥事を起こさないためにも、ぜひそれらの報告書をダウンロードし、それを資料として勉強会を開かれることをお勧めします。**特に、他社で起こった不祥事の原因を、箇条書きにまとめ、自社で同じことが行われていないかどうかを現場でチェックすることが大切です。**品質管理担当者が、情報を収集して有効活用を図れば、同じ誤ちを起こさないための近道となります。ぜひ、検討・実践してください。

1.4 食品偽装と法律違反
1.4.1 食品偽装に関連する法律

　最近の食品偽装で違反とされている点は、「食品の品質表示」のところです。これらを規制する法律には、「食品の安全」と「公正な競争」の2つの目的に分かれて、所管する官庁が個別に監視し、取締りは別々に行われ、法律違反の処分方法や罰則の重さも異なります。それらの法律をまとめたのが表1.3です。今回、行政や警察当局が調査・捜査の根拠にしたものも入れています。

　表中の主要な法律の正式名称とともに、その法律の第1条に書かれている目的を、以下に示しておきます。

表1.3　食品の品質表示を規制する法律と調査・捜査の根拠とした法律

法　律	所　管	内　容	主な罰則規定
JAS法	農林水産省	食品表示	1年以下の懲役または100万円以下の罰金ほか
食品衛生法	厚生労働省	食品表示と安全	3年以下の懲役または300万円以下の罰金ほか
健康増進法		特別用途の栄養表示	1年以下の懲役または100万円以下の罰金
景品表示法	公正取引委員会	公正な競争	特になし
不正競争防止法	経済産業省		排除命令と罰則規定あり
刑法(詐欺)	法務省	財産上の不法利益	10年以下の懲役

1.4 食品偽装と法律違反

農林物資の規格化及び品質表示の適正化に関する法律(JAS法)
第1条(法律の目的)
　この法律は、適正かつ合理的な農林物資の規格を制定し、これを普及させることによつて、農林物資の品質の改善、生産の合理化、取引の単純公正化及び使用又は消費の合理化を図るとともに、農林物資の品質に関する適正な表示を行なわせることによつて一般消費者の選択に資し、もつて公共の福祉の増進に寄与することを目的とする。

食品衛生法
第1条
　この法律は、食品の安全性の確保のために公衆衛生の見地から必要な規制その他の措置を講ずることにより、飲食に起因する衛生上の危害の発生を防止し、もつて国民の健康の保護を図ることを目的とする。

不当景品類及び不当表示防止法(景品表示法)
第1条(目的)
　この法律は、商品及び役務の取引に関連する不当な景品類及び表示による顧客の誘引を防止するため、私的独占の禁止及び公正取引の確保に関する法律(昭和二十二年法律第五十四号)の特例を定めることにより、公正な競争を確保し、もつて一般消費者の利益を保護することを目的とする。

不正競争防止法
第1条(目的)
　この法律は、事業者間の公正な競争及びこれに関する国際約束の

> 的確な実施を確保するため、不正競争の防止及び不正競争に係る損害賠償に関する措置等を講じ、もって国民経済の健全な発展に寄与することを目的とする。

1.4.2 赤福の法律違反と処分

　食品不祥事を起こした企業のうち、先に例として取り上げた赤福について、もう少し詳しく見てみましょう。赤福は、三重県より食品衛生法違反として無期限の営業禁止処分を受けましたが、2008年1月30日に解除されました。これにより、同年2月6日から本店・内宮前支店・五十鈴川店の伊勢市内直営3店で営業を再開しました。懐かしの味を求めて多くの人々が夜が明けないうちから、長い列をつくり買い求めていたのが記憶に残っています。その後、赤福は順調に販売再開の店舗網を拡大・拡充しています。

(1) 不祥事の発覚から営業再開までの経過

　不祥事の発覚から営業再開までの経過の概略を時系列で示すと以下のとおりです。

2007年8月中旬　農林水産省東海農政局表示規格課に情報提供
　　　　　　　　「赤福が製造年月日を偽装している」
　　　9月19日　東海農政局表示規格課と三重県伊勢保健所が合同で任意調査
　　　　　　　　伊勢保健所は「食品衛生法上の問題がない」と判断
　　　9月25日　伊勢保健所が単独再調査を実施
　　　　　　　　「食品衛生法上の違反の事実はない」と再判断
　　　9月26日　東海農政局が食品表示に問題があると判断し、立入

　　　　　　り調査
10月3日　東海農政局の2度目の立入り調査
10月12日　JAS法違反容疑で農林水産省および伊勢保健所の立入り調査
10月18日　赤福の緊急会見
　　　　　「売れ残った商品の製造日を偽装し、再出荷したことを認める」
10月19〜20日　農林水産省は本社工場などを強制調査

　三重県は、食品衛生法違反行為があったとして、行政処分を行い、19日より無期限営業禁止処分方針を決めました。また、原材料表示では、使用した重量順に「砂糖、小豆、もち米」と表示すべきところを、「小豆、もち米、砂糖」と表示していたことも発覚しています。

10月31日　代表取締役会長の浜田益嗣氏が退任
11月12日　JAS法を根拠とした東海農政局の指示に従って、赤福は改善報告書を提出
12月14日　伊勢保健所に改善計画報告書を提出
12月20日　東海農政局と伊勢保健所などは、改善策を確認するため、同市の本社工場と名古屋、大阪両工場を立入り検査
2008年1月25日　改善作業の終了を伊勢保健所に報告
1月28日　伊勢保健所は営業解禁に向けた最終確認のため立入り検査
1月30日　三重県が赤福に対し営業禁止処分を解除
2月6日　伊勢市内直営3店(本店・内宮前支店・五十鈴川店)で、営業再開
2月12日　直営店赤福茶屋2店舗の営業再開

> **農林水産省による違反のまとめ**
> 　まき直し：解凍して再包装をすること。
> 　製造年月日の改ざん：出荷のときに余った餅を冷凍保存して、解凍した日付を製造年月日にして出荷。これらの偽装は、未出荷のものだけではなく、配送車に積み込まれて持ち帰ったものも含まれていた。
> 　「むきもち」「むきあん」：回収した赤福餅を餅と餡に分けて、餅は「むきもち」、餡は「むきあん」として、自社内での材料に再利用したり、関連会社へ原料として販売していた。

　これらの経過を見ると、主として農林水産省の東海農政局と厚生労働省・三重県庁の伊勢保健所との対応が、協力しながらもほぼ独立に行われていることがわかります。さらに名古屋・大阪の工場については、それぞれ地元の保健所が関与していました。**最近の食品不祥事では、従来の保健所中心の対応ではなく農林水産省が管轄する各農政局が大きく関与しているのが特徴です。**

(2) 縦割りの行政処分
　赤福への行政処分を見ると、先の経過で見たように監視する側の「縦割り行政の弊害」が見え隠れしています。2007年8月中旬に、東海農政局表示規格課へ情報提供があり、伊勢保健所とも連絡をとりながら、合同で調査が進められています。ところが、保健所側は、食品衛生法の違反はないと報告し、一方、農政局は、赤福が解凍日を製造日としていた行為を「内容物を誤解させる」と指摘改善を指示しています。伊勢保健所は、過去の定期的な立入り検査でこれらを把握しながら「食品衛生面での安全性は確保されている」として問題視せず、JAS法を所管する三重県農水商工部にも情報を届けていませんでした。

この両者の間で、連携がキチンととられ指導がなされていれば、赤福の不祥事は事前に改善された可能性も高く、少なくとももっと早く気づくことができたはずです。この不祥事発覚により、東海農政局は、「JAS法で表示偽装を指摘し改善指示」を出しました。また、伊勢保健所が食品衛生法違反とした点は、ひとつは「店頭で売れ残った赤福餅を冷凍・再包装して新たな製造日にかえて再出荷していたこと」、もうひとつは「売れ残り商品を餅とあんに分離して、他社に販売したりしていた際、消費期限切れのものが含まれていた」ということです。それでも、「赤福餅」が原因となった食中毒の報告はありませんから、この不祥事による有症被害者はどこにもいません。賞味期限切れや消費期限切れの原材料を使用した食品加工や食品の販売を行っても、従来は食品衛生上の問題がなければ法律の禁止行為にはならなかったのです。赤福の場合、食品衛生法違反として、無期限営業禁止処分が下されました。しかし、今では賞味・消費期限を過ぎたものを使用することは、企業倫理が問われますので現実的には使用できません。

　一方、石屋製菓の白い恋人は、自社工場で製造するバウムクーヘンの一部から黄色ブドウ球菌、アイスキャンディーからは大腸菌群が検出され、食中毒を誘発するおそれがあるとして自主回収を行っていますが、食品衛生法による処分は出されませんでした。また、山崎製パンの支援を受けて、AIB（American Institute of Baking）フードセーフティ指導・監査システムの導入により、営業再開をした不二家の場合は、管轄の保健所からは厳重注意を受けただけです。**管轄の保健所により判断が大きく分かれているのが日本の現状といえるでしょう。そのため、本社所在地の保健所でなされた指摘事項を、全国の工場に連絡したところ管轄の保健所により、対応が大きく異なってしまったというような事態も報告されています。**

　不祥事が発覚した食品企業に対する処分に大きな違いがあるのは、一

般の消費者には、非常にわかりにくいことです。「法令違反の根拠が何か」、「その問題点がどのように解決されたと判断されたのか」、「罰則の判断基準は何であるのか」、それらがはっきりしなければ、同じような不祥事や事件がまた起こることも考えられます。

2000年以降は食品に対する消費者の意識が、大きく変化しています。人間の口に入る食べ物の安全は、業界の常識や経験による判断だけでは十分ではありません。**今では、科学的な根拠により安全性を証明できない食品は、世間で通用しないことを再確認すべきです。**

1.5 行政を動かす食品事件

大きな事件や不祥事が起こると、行政はまず付け焼き刃的な対策をとり、かなり遅れて大きな変化が起こっています。それらの積み重ねとして、ゆっくり行政の歯車は回り変化していきますが、その速度は決して速くありません。だから、食品製造企業の方々は、その動きを的確に把握し、新しい行政に対応していけるような準備を常日頃からしておかねばならないのです。

1.5.1 大きな事件と行政の対応

食品衛生法ができた1947(昭和22)年以来、食品衛生上の大きな事件が起こるたびに、いろいろな法律の制定・改正や行政的対応が行われてきました。1955年に起こった森永乳業製の粉ミルクにヒ素が混入した事件を受けて、食品添加物の規格基準制度が告示され(1959年)、その後食品添加物の公定書が発行(1960年)されることになりました。1968年に起こったカネミ油症事件の場合は、それまで夢の化合物といわれ高温においても分解することなく熱伝導度が高く、絶縁性も高いといわれていたPCBが一転して危険な化合物に指定され、その回収・廃棄がその後の大

きな社会的問題となりました。

1996年の腸管出血性大腸菌O-157による大規模食中毒事件では、それまで専門家しか知らなかった衛生管理の手法であるHACCPやその日本版である総合衛生管理製造過程が、多くの人の知るところとなり全国に普及しました。しかし、2000年に起こった雪印乳業の事件は、総合衛生管理製造過程の問題点を露呈し、その承認制度に更新制が導入されています。この事件の後に起こった多くの異物混入や表示偽装、さらには国内初のBSE感染牛の発見にともなう食の安全性への大きな不安を受けて、2003(平成15)年には「食品安全基本法」が制定され、食品安全委員会が活動を始めました。米国でのBSE発生にともなう米国産牛肉の輸入停止問題では、この組織が大きな役割を果たしたことは記憶に新しいことでしょう。BSE感染牛の発生を受けての「牛肉トレーサビリティ法」の制定も2003(平成15)年のことでした。また、2002年の中国から輸入された冷凍ほうれん草から基準値以上の残留農薬が検出された事件を受けて、世界的にも先進的な農薬などのポジティブリスト制度(第2章参照)が食品衛生法の大改正(2004年)にあわせて導入されています。

食品分野の大きな事件や不祥事の発生により、行政の歯車がゆっくりと回っていることは間違いなさそうです。

1.5.2 縦割り行政の問題

食品偽装といっても前述のように複数の縦割り行政組織にまたがるものがほとんどで、現場調査には地方自治体のそれぞれの関連部署が対応しています。食の安全と安心を推進し消費者保護を目的とするには、各行政機関の縄張り意識を越えた連携強化がなければできません。しかし、手柄は欲しいけれども、誰がその事件の顛末に対して責任を果たすのかということになると、手を上げるところ(部署)はないように思え、まだまだ行政側の問題も残っています。

第1章 食品不祥事を科学的に総括する

　ミートホープの牛ひき肉偽装事件では、不正行為についての度重なる内部告発があり複数の行政機関が監視していながら、行政対応は後手に回り偽装発覚が遅れてしまいました。食品衛生法を担当する北海道苫小牧保健所は、2006年8月、「牛ミンチ肉にウサギ肉や鶏肉を混ぜている」という情報を得ていました。JAS法を担当する北海道胆振支庁環境生活課に合同調査を呼びかけましたが、具体的な対応を行わず放置されていたようです。その後、2006年12月に北海道苫小牧保健所は、単独で食品衛生面での安全性を調査したとのことですが、原材料の偽装までは十分な調査ができなかったようです。

　内部告発に端を発した朝日新聞社のスクープ記事として、この偽装が2007年6月に発覚するまでの行政の動きはにぶ過ぎたといえるでしょう。しかし、ミートホープの牛ひき肉は、大手流通からのいろいろな要求に応えて「安くてうまくて人気もあった商品」であったそうです。北海道警は「原材料に牛肉以外で、ほかの安い肉を入れて偽装したことについて犯罪的な要素」を認め、同社の社長ら幹部4人を不正競争防止法違反（虚偽表示）容疑で逮捕し、有罪判決を受けています。この事件では、農林水産省、厚生労働省とともに、警察までが関係していることに注目すべきでしょう。

　企業のトップ自らが、遵法精神で経営を行わないと、致命的な事態が起き事業の存続ができなくなり、「廃業届け」を提出する不幸な末路をたどることになります。トップ自らが違法行為をした事件の多くで警察による捜査を受けていることを認識しておきましょう。

　さらに、たとえ縦割り行政であっても今後、食品行政担当者は現場の問題点を発見し、企業の不祥事の物的な証拠を押さえる能力、行政としての処分を迅速にできる能力などをもつことが、ますます必要になるでしょう。

　現在、内閣府の国民生活審議会では、「食の安全・安心に向けた体制

整備」に関する報告書の原案が検討されています。そこには、食品表示に関する関係法令の一本化や賞味期限表示の見直しなどのほか、省庁ごとの縦割り行政の是正や消費者重視の姿勢が打ち出されています。この動きに対して食品企業関係者は、注目すべきです。

1.5.3「食の安全」報告書原案

2008年2月13日に横浜市内の検疫施設を視察した福田首相から舛添厚生労働大臣に「中国製の冷凍餃子による中毒事件を受け、検疫所の仕事量が増えているので輸入加工食品の検疫体制を強化するため、検疫所の食品衛生監視員の増員を検討する」という指示が伝えられ、検討しているというニュースが流れました。さらに、「食の安全」に関する報告書作成のニュースも流れています。そこには、次のような内容が検討されているとのことです(2008年2月14日付の『日本経済新聞』の朝刊による)。

- 食品表示の一般法「食品表示法」(仮称)を制定
- 期限表示は「消費期限」を中心に製造日の併記を検討
- 表示の法令違反で得た不当利益の没収制度の新設
- 消費者情報のデータバンクを設置し、分析専門官を配置
- 食品事業者に事故情報の報告を義務付け
- 加工食品について農薬含有検査などの追加
- 食品安全に関する国際的な情報ネットワーク構築を日本が主導

項目のみを見る限り方向としては良いことばかりのようですので、ぜひ推し進めてほしいものです。

1.5.4 検査を増やしても解決せず

中国製冷凍餃子事件を受けて輸入食品の検査件数の低さが問題となり、先の福田首相の指示でも検査態勢の強化が言及されていますが、行政の対応として本当にそれだけで良いのでしょうか。

2006年の輸入食品届け出件数は、約186万件です。そのうち、中国が57万8,524件（31.1％）を占め、米国（10.6％）、フランス（10.3％）となっています[6]。また、輸入食品の届け出件数は、この10年ほどで倍近くに急増しています。なかでも中国からは、野菜を中心として輸入全体の3割を超え、最も多くなっています。日本の輸入食品に占める中国産の割合は10.2％ですが、野菜だけで見ると、中国産は59.0％を占めています。さらに、国内に輸入されるネギやゴボウ、サトイモなどは、ほぼ100％が中国産になっています[7]。このように日本は、中国の野菜に依存する割合が大きくなっている現実から、「日本の食卓で消費される野菜を、安価で安定的に供給するには、中国は欠かせない国」なのです。

　中国産の野菜が多く輸入されている理由は、次のような点にあります。
① 広い国土をもち、野菜の栽培に適しているところが多い。
② 中国国内の寒暖の差を利用して、年間を通じた計画的な供給ができる。
③ 日本国内よりも安い労働力が豊富に確保できる。
④ 日本に近く、フードマイレージが少なく、輸送コストが少ない。

すべての輸入食品は、図1.2に示すように検疫所・支所（全国31カ所）に、輸入業者が原材料、製造方法、添加物といったデータを届け出て、書面審査を受けています。現状は、検査人員や検疫所などの規模に限りがあるため、モニタリング検査（サンプルを抽出する方式）で有害物質の混入などを検査しています。2006年導入の農薬類などのポジティブリスト制度導入後、野菜や肉、魚介類といった生鮮食品は、食品ごとに基準値を設けて違反がないかどうかが厳密に検査されています。しかし、餃子のような加工食品では、残留農薬の検査は行われず、大腸菌や添加物の検査を行うだけです。違反があった業者に義務づけられる検査などを加え

---

6) 厚生労働省の統計による。
7) 日本貿易振興機構（JETRO）の資料による。

1.5 行政を動かす食品事件

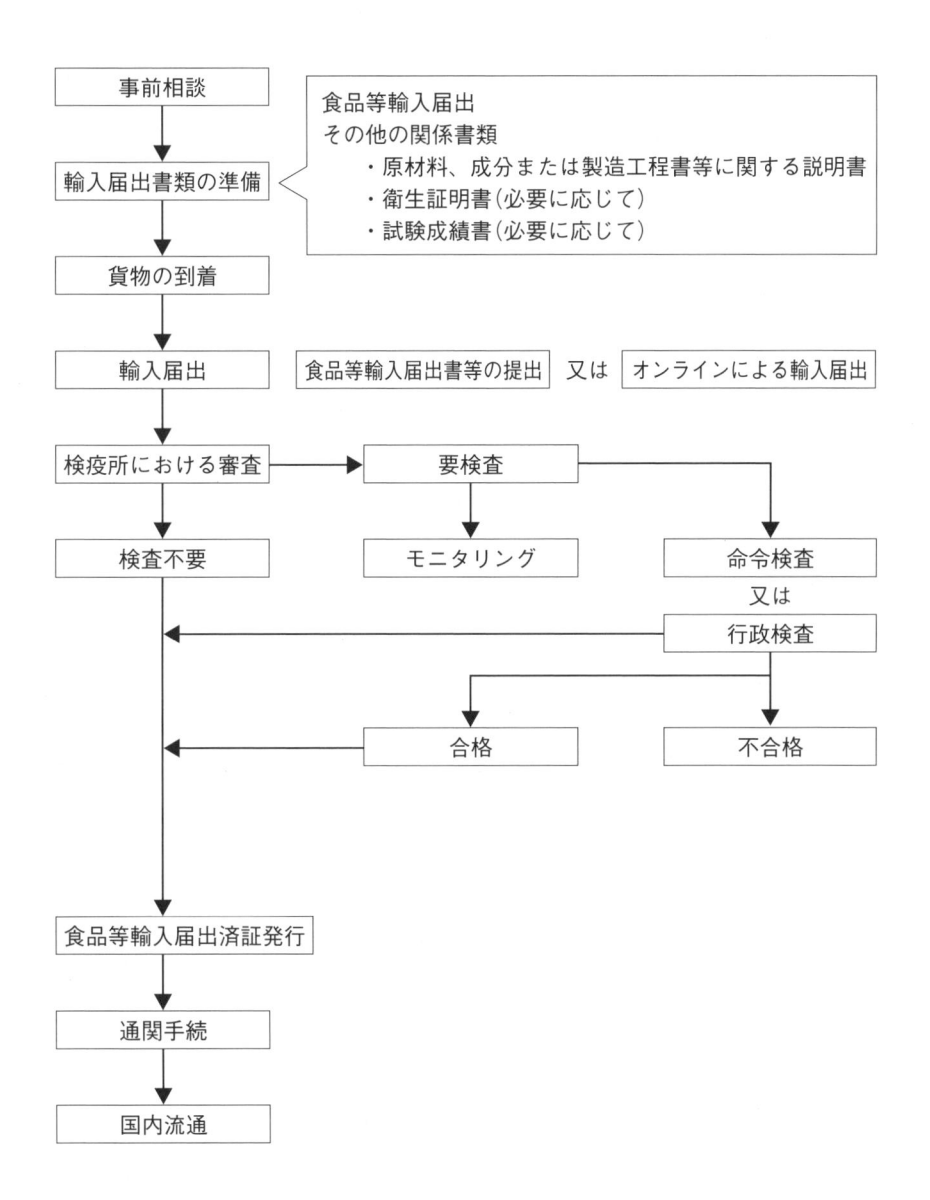

```
┌──────────┐
│ 事前相談  │
└────┬─────┘
     ↓                ┌─────────────────────────────────┐
┌──────────────┐      │ 食品等輸入届出                   │
│輸入届出書類の │ ─┐   │ その他の関係書類                 │
│    準備       │  ├──│  ・原材料、成分または製造工程書等に関する説明書│
└────┬──────────┘ ─┘   │  ・衛生証明書（必要に応じて）    │
     ↓                │  ・試験成績書（必要に応じて）    │
┌──────────┐          └─────────────────────────────────┘
│ 貨物の到着│
└────┬─────┘
     ↓
┌──────────┐   ┌──────────────────┐       ┌──────────────────┐
│ 輸入届出 │   │食品等輸入届出書等の提出│ 又は │オンラインによる輸入届出│
└────┬─────┘   └──────────────────┘       └──────────────────┘
     ↓
┌──────────────┐    ┌──────────┐
│検疫所における審査│──→│ 要検査   │
└────┬──────────┘    └────┬─────┘
     ↓                    ↓           ↓
┌──────────┐       ┌──────────┐  ┌──────────┐
│ 検査不要 │       │モニタリング│  │ 命令検査 │
└────┬─────┘       └──────────┘  └────┬─────┘
     │                               又は
     │                          ┌──────────┐
     │                          │ 行政検査 │
     │                          └────┬─────┘
     │                    ┌─────────┴─────────┐
     │                    ↓                   ↓
     │              ┌──────────┐        ┌──────────┐
     │              │  合格    │        │  不合格  │
     │              └────┬─────┘        └──────────┘
     ↓←──────────────────┘
┌──────────────────┐
│食品等輸入届出済証発行│
└────┬─────────────┘
     ↓
┌──────────┐
│ 通関手続 │
└────┬─────┘
     ↓
┌──────────┐
│ 国内流通 │
└──────────┘
```

出典）東京検疫所のホームページ
http://www.forth.go.jp/keneki/tokyo/kanshi/nagare.html

図1.2　食品等の輸入届出の手続きの流れ

ても、2006年度の輸入届け出件数約186万件のうち、実際にモニタリング検査が行われるのは、約20万3千件で、全体の11%程度にとどまっています。

　今回の中国製冷凍餃子による中毒事件以後、消費者側から輸入検査体制の充実を求められ、加工食品への残留農薬検査の導入や検査対象・検査件数を増やすことが指摘され、そのための人員増加が首相から指示されたとのことですが、そのような対応が本当に「食の安全・安心の強化」につながっていくのでしょうか？　食品の検査では、検査された食品は刻まれたり、すりつぶされたりしてしまうので、もはや商品として販売できません。**そのため、食品の検査は、電球が切れていないかどうかの検査のような「全数検査」を行うことができません。どうしても全体のなかから一部分を抜き取る「抜取検査」にならざるを得ないのです。**

　このような論理で、何か問題が発生するたびに、検査を強化するという対処方法で対応することは一見安全性を高めるとも考えられますが、その分、時間とコストも増えます。さらに近い将来、理論的に不可能な一般食品に全数検査を要求する無知なマスコミや消費者が出てくると、何もできなくなってしまうのではと危惧します。ですから、「**食品の安全性を高める手法**」として、**各工程において食品の安全を管理するHACCPシステムが、厚生労働省と農林水産省の主導で導入された**のではないでしょうか。「**工程管理による食の安全保証**」こそが必要なのであり、**検査はそれを確認するためのものでしかないことを認識し、声高に表明すべきです。**

　したがって、中国製冷凍餃子事件のケースでは、原材料からの残留農薬を検出する「検査強化」より、毒物混入ができないような製造現場での管理体制の見直しが現実的な対応策となります。この考え方については、後でさらに詳しく触れることにします。

1.6 不祥事から何を学び何をなすべきか
1.6.1 経営トップがなすべきこと

　2007年1月に起こった不二家の不祥事は、食品安全に対する多くの問題点を浮き彫りにしました。消費期限切れや賞味期限切れの原材料を廃棄処分することなく有効利用することは、限りある資源の有効利用であり環境問題への配慮ともいえることだと思われるのですが、不二家の事件ではそれが大きな「悪事」と捉えられ、マスコミの集中砲火を浴びてしまいました。確かに消費期限切れの原材料の使用は、良いことではないでしょうが、あれほどマスコミに叩かれなければならないことだったのでしょうか？　社会が、時代がそうなってきたということでしょうか？　捨てるものを有効利用するのが美徳であった時代が去り、新たな社会規範が出来上がったように思えます。そうであればそのような流れを的確に把握して、行動する必要があります。

　不二家の事件で問題となった事項は、

　①　期限切れの原材料の利用
　②　プリンやシュークリームで社内規定に違反した消費期限を設定
　③　シューロールの一般生菌数の基準超過

などです。これらは、私たちが提唱している食品衛生7S(整理・整頓・清掃・洗浄・殺菌・しつけ・清潔)を実践すれば簡単に対応できるものです。不二家は米国ベーカリー協会のAIBシステムを導入してこれに対処しましたが、AIBは掃除を徹底的に行うシステムであり、食品衛生7Sを導入すればAIB以上の成果が上がったものと私たちは考えております。

　食品安全ネットワークでは、この不二家の事例を研究して、企業として、トップとして何をなすべきかを考えました。得られた結論は、次の3点です。

① トップによる食品安全宣言の発表
　トップが自分の言葉で、「当社は食の安全・安心のために努力する」ということを宣言し、会社の内外に公表することです。社員全員に周知・徹底させるとともに、取引先や保健所などにも社長の安全宣言を連絡することは意味のあることです。

② 不二家で行われていた不祥事が自社でも行われていないかどうかの総点検の指示
　トップとして、不二家と同じようなことを自社内でしていないかどうかの全社的な総点検の実施を指示します。これを受けて各部門は、自分の部門で問題がないかを点検し、報告書を出します。

③ 結果のマネジメントレビュー
　社内の総点検結果をトップが直接マネジメントレビューし、問題点があれば改善の指示を行い、全体としてどのような状況であるかを把握し確認します。

　ここでは企業のトップが何をなすべきかについて述べましたが、このような活動は企業内の各階層、各部門において行われるべきなのです。他社の不祥事を「対岸の火事」とせずに自社にも同じようなことがないかどうか見直すことこそ大事なのです。

1.6.2 クライシスコミュニケーションのポイント

　2008年1月30日、中国製冷凍餃子事件について東京都内で行われた記者会見で、日本たばこ産業(JT)の幹部たちのコメントを聞かれた読者も多いでしょう。中国製冷凍餃子事件は、流通業界をはじめ輸入から現地で製造する企業にとって、加工食品へ毒物が混入されたという事実が大きな衝撃でした。中国製食品を輸入している企業は、日本に安全で安

心できる食品を輸入するために、いろいろな指導やチェックをしていたのに、まさか管理の良くできている工場の製品からこのような問題が起こるとは、想像もされなかったのではないでしょうか？　ですから、あの記者会見では、中国・河北省の天洋工場で製造された冷凍餃子の一部から有機リン系農薬「メタミドホス」が検出されたということと、千葉県と兵庫県で3件の食中毒症状を発生し、有症被害者が10人であったことが、説明できる精一杯の内容だったのでしょう。

衛生管理について少し知識のある人なら、問題のある原料野菜などに生育段階で付着した残留農薬が原因だと仮定した場合、「腑に落ちない点がある」ことにすぐに気づいたでしょう。したがって、JTは記者会見で、

① 検出された農薬が日本国内で使用を禁止され、流通していないものであること
② 市場での流通量に対して被害報告が少ないこと
③ 調理された後でも有機リン系の症状を発症するほど高い濃度が混入していること

などの点を正しく説明し、製品回収のプロセスを公表すべきだったと思います。しかし、JTの幹部はパニック状態に陥ったのか、そのような理路整然とした説明はありませんでした。

問題が発生したときのクライシスコミュニケーション[8]**では、最初の緊急記者会見で**

- **何を、どのようなメッセージとして伝えるのか？**
- **その内容をしっかりと理解しているのか？**

などの正確な情報を公開することがポイントになります。説明する人の

[8) どの企業においても、日常的な業務では想定ができない緊急事態が突発的に発生する。それらの緊急事態をクライシス（危機）として、対応策を検討し二次的なクライシスに拡大させないようにする予防的な措置のこと。

態度やコメントが曖昧な場合には、不安や憶測を呼び、被害を拡大し、マスコミ報道が過熱する点火剤になってしまうのです。

1.6.3 中国製冷凍餃子事件の情報伝達の問題点

　中国製冷凍餃子への毒物混入中毒事件で、最初に指摘されたことは、**一番初めに有症被害者が発生した2007年12月28日の千葉市のケースから、厚生労働省が事態を把握し公表するまでに約1カ月もかかったこと**です。このことが被害拡大の可能性の一因とされています。年末年始という情報伝達にとってきわめて悪い時期に当たっていたとはいえ、これほどの情報伝達の遅れは行政間の連絡体制を含めた縦割り行政の大きな問題が浮き彫りにされた事例といえるでしょう。

　第一の問題点は、2007年12月28日に**中国製冷凍餃子を食べて中毒**になった被害者を診察した千葉市立青葉病院が「**食中毒の疑いがある**」と診断しながら、食品衛生法に定められた保健所への届け出を怠っていたことです。被害者は、餃子を食べた約4時間後の12月28日午後10時ごろに、吐き気や下痢などの症状を訴え、急性胃腸炎の患者として処置され、翌29日午前に退院しています。もし、マーケットに流通している餃子も同じように汚染されている場合、もっと多くの被害者が出ることを考えれば、なぜ診察した医師が被害者の食べ物から、餃子が原因食であることを捉えられなかったのかということです。

　食品衛生法では、食中毒の疑いがある患者を診察した医療機関は、24時間以内に保健所に通報するようにと定めています。また、保健所が食中毒と判断したケースのうち、

　① 死者が出た場合
　② 患者が50人以上発症した場合
　③ 輸入食品が原因

などに当てはまる重大事例は、速やかに厚生労働省に報告することとさ

れています。

　今回のケースでは、事件性があると判断され、警察が捜査に入ったこともあり、厚生労働省への連絡がいったん見送られたようです。しかし、千葉県の被害者家族は、餃子そのものの異常を販売者である生協や保健所にも伝えています。**生協は、食べ残した餃子の微生物検査を行いましたが、残留農薬や化学物質を検出する検査をしておらず、異常がないと判断してしまいました。**その検査結果によって、生協と保健所は独自の調査を見送るという決定をしたのです。製品を輸入している商社や流通業側のチェック機能が、まったく存在していなかったことが、記者会見を見ると明らかです。

　その後、兵庫県において同様の事例が発生し、千葉、兵庫両県警の鑑定作業で、餃子とパッケージの一部から有機リン系農薬「メタミドホス」が検出されましたが、冷凍餃子の包装袋にも、開封前にこじ開けたり、穴を開けたりした形跡がないことから、日本国内で何者かが農薬を混ぜた可能性は低いとみられています。いずれも中国・河北省の天洋工場で製造され、異なる流通経路で輸入されており、パッケージには穴など外部から混入させたような形跡がないことなどから、警察当局は「製造段階で混入した可能性が高い」と見ています。

　一部では、中国国内において故意に農薬が入れられたということもいわれています。2008年1月から始まった中国の新しい雇用契約への移行にともなう、ベテラン従業員の解雇に端を発した「故意による嫌がらせ」的な農薬の混入というものです。もし、そうであるならば、これはもはや「単なる農薬汚染」ではなく、「食品テロ」というほうが相応しいのかもしれません。悪意をもった従業員の管理ほど困難なものはありません。そうならないように、顧客満足度とともに、従業員満足度をも管理するような新しいシステムの必要性を暗示している事件かもしれません。いずれにしても、このことに関してはもう少し経過を見る必要があるで

しょう。

　なぜ、生協の担当者は、千葉県での被害者からの聞き取りで農薬の混入を見落としたのか。あくまでも個人的な推測ですが、**生協の担当者は、自分の店舗で取り扱っている日生協製の「CO・OP手作り餃子」の商品に、毒物などが混入されているはずがないと思い込んでいたのではないでしょうか？**　生協は組合員に対して、常に安全で安心できる食品を届けていますので、**商品に対する絶対の自信があったと思われます**。食品の流通過程での問題がなく、店舗からの購入後にも、手が加えられたことがない、つまりタンパーエビデンス (tamper evidence：改変された証拠) はなかったとして対応したならば、十分に聞き取りができていたでしょうか？　そして、店舗への問合せは、この家族の 1 件だけであったことや、すでに商品は開封されて調理されていることから、被害者のところで混入したと思い込んだ可能性もあると思います。それを確認するために行った検査でも、食中毒菌の汚染を示す結論が得られなかったので、以後の調査を行わずに食中毒で解決してしまったと考えれば、つじつまが合うと思います。

　これらの経過については、日本生活協同組合連合会から日本生協連・冷凍ギョーザ問題検証委員会 (第三者検証委員会) の報告書「最終報告」[9] (2008年 5 月30日) がホームページ上で公開されているので、ぜひダウンロードして読んでください。クライシス対応の難しさがよくわかる内容です。

1.6.4　HACCPシステムは万能ではない

　現在、中国では2007年 9 月から輸出するすべての食品企業に対して、国家がその品質と安全を保証するという制度 (国務院食品等安全監督管

---

9) http://jccu.coop/info/announcement/pdf/announce_080530_01_01.pdf

理強化特別規定)をスタートさせています。ですから、中国製の冷凍餃子に毒物が混入して流通していたことは、日本以上に中国政府の受けた衝撃は大きかったと思います。中国の食品輸出企業の施設は、日本とほとんど変わらないほどの衛生設備が完備されており、品質マネジメントシステムやHACCPシステムも導入されています。しかし、人件費の安価な国ですから、ほとんどの作業は、人海戦術による企業が多いのも事実です。それぞれの工程の作業は、不正行為などがないように、常に責任者が監視するなかで行われています。しかし、そこは人間が行うことですから、100%絶対安全である保証はありません。餃子という食品を喫食することで健康被害が起こり、HACCPシステムが導入されている現場の製品に食品衛生上、危害を及ぼす原因物質が混入されていたわけですから、なんらかの管理上の問題があったことは間違いのないことです。

　HACCPシステムでは、人に健康被害を引き起こす危害を次の3つに分類しています(表1.4)。

① 生物学的危害
② 化学的危害

表1.4　HACCPで分類する危害

分類	内容	主な種類
生物学的危害	微生物によって汚染され増殖し発生する健康被害	細菌・リケッチア・ウイルス・原虫酵母・カビなど
化学的危害	生物由来(自然毒)・人為的に添加される・偶発的に混入する化学物質などによる健康被害	カビ毒・貝毒・きのこ毒・アフラトキシン・食品添加物・農薬・洗剤・潤滑油など
物理的危害	食品中には含まれない硬質異物による健康被害	ガラス片・金属片・木片・注射針など

③　物理的危害

この冷凍餃子の危害は、化学的危害に含まれます。

農薬が混入した冷凍餃子を食べ、人が中毒症状を発症し事故が起こったことは、事実です。兵庫県で被害に遭われた方については、当直医らが「きわめて短時間で発症しており、意識もはっきりしない。薬物中毒ではないか」と疑った的確な判断で、直ちに胃洗浄を行い解毒剤が投与された結果、3人の命が救われました。千葉県市川市の家族5人のうち、重体であった5歳の女の子も一般病棟に移り元気になっています。

日本と中国では、食に関する安全性の捉え方が違いますが、責任の押し付け合いではなく、安全な食品を供給し安心して食べられるように、一日も早く原因究明がなされることを望むばかりです。

第2章

輸入食品の安全性を検証する

　輸入食品、特に中国からの輸入食品について、多くのマスコミが流している情報が、本当に正しいのでしょうか。中国製食品が毒であるかのような報道は正しくありません。

　この章では、この問題について、客観的なデータをもとに検証していきます。中国からの輸入食品がなければ、日本の食卓は成り立たないことを理解すべきです。

2.1 輸入食品の安全性の問題
2.1.1 中国製食品はそんなに悪いのか
(1) 私たちが抱いている今の中国製食品へのイメージ

　この本を出版するきっかけのひとつにもなりました「中国で製造された冷凍餃子による中毒事件」を発端とした"中国製食品の安全性"が、大きな社会問題化したことは周知のとおりです。

　世論は「中国製食品は(すべて)悪い、気をつけなさい」、「中国の野菜は農薬漬け」、「中国産は危ない」という雰囲気になってしまいました。私の勤めている会社でも社内販売の冷凍食品が中国で製造されたというだけで、「子供が食べたら怖いから捨てたんですよ」とか、「(関西弁で)あの商品、中国産やったから、知らん間に嫁はんに捨てられたわ」という話をしていました。逆に、テレビ取材のインタビューで某有名中華街の中華料理店の中国人店主が、「(中国語なまりの日本語で)使っている材料、すべて日本産！……」と答える姿を目の当たりにしました。中華料理なんだから中国特産の材料もあるはずなのに、それも日本産？　中華料理の定義って何だろう……。私のなかでふとこんな疑問が芽生えました。

　ここに示したように、本当に中国製食品がそんなに悪いのでしょうか。また、なぜ私たちは中国に対して、このようなイメージをもってしまったのでしょうか。

(2) なぜ中国製食品がこんなイメージになったのか？

　中国製食品があまり良くないイメージになった原因を私なりに分析してみました。

　これはあくまでも推測ですが、これまでは、違反があっても検査段階で検出されるだけで人に直接被害がありませんでした。そのため、仕事

などで食品分野に直接かかわりのない大半の人たちは、報道があっても「またか」と思うくらいで、それほど大きな関心がなかったと思います。私自身、この仕事をしていなければ、関心をもたなかったでしょう。

ところが、今回は人に直接被害が及び、生命の危険にさらされてしまったことで、中国に対する以前からの不信感（先入観も含めて）と恐怖感が急速に高まったと考えられます。さらに、そこへ追い討ちをかけるように、連日のマスコミの報道がこの中毒事件だけにとどまらず、過去の違反事例をむしかえすことにより「中国製食品（全体）＝危険・悪」というイメージを拡大したように思います。

当初、原材料の残留農薬かと騒がれたものの、原因がおそらく違うとわかってからでさえ次のような報道がありました。中国の農場での農薬散布の光景や農薬の過剰使用の様子を繰り返し放送したり、回収対象の冷凍餃子でない中国製の冷凍食品を、店側が「念のため自主回収する」と解説していながら、なんと最後のしめくくりで司会者が「危険ですから、ご家庭にあっても絶対に食べないでください」と強い口調で話したり、といった具合です。このような内容の報道を今回の事件のことと同時に行えば、視聴者（消費者）はもともと中国への不信感をもっていたので、中国の国全体に対して悪いイメージを増幅させてしまうでしょう。その結果、拡大解釈した被害者感情が高まってしまったのではないでしょうか。

まさに「マスコミ風評被害」といえます。

2.1.2 中国製食品の今までの違反実態を見る

(1) 中国製食品の違反内容

連日の報道のなかで、過去の違反事例について「あれも違反している」、「これも違反していた」といろいろ指摘されています。それでは実際に「何に違反しているのか」、「何の基準に違反しているのか」、また「その基準は食の安全性にどれだけ影響を与える基準なのか」を調べて

みました。

(a) 一律基準違反

　一連の違反事例を見てみると、微生物規格の違反もありますが、違反の多くが2006年5月より施行されたポジティブリスト制度の「一律基準」に違反していることがわかります。

　「ポジティブリスト制度」とは、食品衛生法で規定されている規制のひとつで、"約260種類の食品や農産物"と"約800種類の添加物や薬品、農薬類"について組合せを行い、その組合せの各々の項目で添加物、薬品、農薬類の残留上限の基準値に沿って規制する制度です(表2.1)[1]。一方、**一律基準**とは、この制度内で示されている事項で、ポジティブリストにないものまたは組合せがないものについては、**暫定一律基準値として0.01ppm以内**[2]**(100分の1パーセント以内)という数値を適用する**としており、これを「一律基準」と呼んでいます。言い換えれば、このポジティブリスト制度の一律基準とは、該当する組合せがなかったために科学的検証がなされておらず、残留基準がポジティブリストに設定されていないものすべてが該当するということになります。

(b) 一律基準の矛盾

　ポジティブリスト制度は、いくら厳しい数値設定がなされてもなんらかの科学的根拠にもとづいて決められた数値なので遵守しなければならないのは理解できます。ところがこの制度に「一律基準」が設定されて

---

[1] 法律内で決められている各々の組合せ基準は、「食品、添加物等の規格基準の一覧表」として示されており、この一覧表を通称「ポジティブリスト」と呼んでいるため、この制度はポジティブリスト制度と呼ばれています。

[2] 食品衛生法第11条第3項の規定により「人の健康を損なうおそれのない量として厚生労働大臣が定める量は、0.01ppmとする」とされています。この基準は2006(平成18)年5月29日から適用されています。

2.1 輸入食品の安全性の問題

表2.1 ポジティブリストの例

No.	新規追加	品目名	英名	主な用途
1		[モノ、ビス(塩化トリメチルアンモニウムメチレン)]-アルキルトルエン	[MONOBIS(TRIMETHYLAMMONIUM-METHYLENE CHLORIDE)]-ALKYLOLUENE	動物薬・消毒剤
2	★	1,1-ジクロロ-2,2-ビス(4-エチルフェニル)エタン	1,1-DICHLORO-2,2-BIS(4-ETHYLPHENYL)ETHANE	農薬・殺虫剤
3		1-ナフタレン酢酸	1-NAPHTHALENEACETIC ACID	農薬・成長調整剤
4	★	2-(1-ナフチル)アセタミド	2-(1-NAPHTHYL)ACETAMIDE	農薬・成長調整剤
5		2,2-DPA	2,2-DPA	農薬・除草剤
6		2,4-D	2,4-D	農薬・除草剤
7		2,4-DB	2,4-DB	農薬・除草剤
8		2,6-ジフルオロ安息香酸	2,6-DIFLUOROBENZOIC ACID	農薬・ダニ駆除剤
9		2-アセチルアミノ-5-ニトロチアゾール	2-ACETYLAMINO-5-NITROTHIAZOLE	動物薬・寄生虫駆除剤
10	★	4-アミノピリジン	4-AMINOPYRIDINE	農薬・鳥類忌避剤
11		4-クロルフェノキシ酢酸	4-CPA	農薬・成長調整剤
11-1		5-プロピルスルホニル-1H-ベンズイミダゾール-2-アミン	5-(PROPYLSULPHONYL)-1-H-BENZIMIDAZOLE-2-AMINE	動物薬・寄生虫駆除剤
12		DBEDC	DBEDC	農薬・殺菌剤・抗菌剤
13		DDT	DDT	農薬・殺虫剤
14		EPTC	EPTC	農薬・除草剤
15		MCPA	MCPA	農薬・除草剤
16		MCPB	MCPB	農薬・除草剤
17	★	ODB	ODB	動物薬・消毒薬

出典) 厚生労働省:「暫定基準設定農薬等目次」を一部抜粋
http://www.mhlw.go.jp/topics/bukyoku/iyaku/syoku-anzen/zanryu2/dl/050603-1a-10.pdf

いることで、いろいろな矛盾が生じています。どういう矛盾が生じているかというと、一部の食品および農産物では、同じ薬剤や農薬でもポジティブリストに設定されているため基準値が科学的検証により0.01ppm以上となります。ところがリスト内に設定されていないため一律基準の0.01ppm以内が適用され、**基準値がかえって厳しくなるというおかしな現象が起きています**。例えば、2007年の輸入食品監視のモニタリング検査が強化されている農産物のひとつである中国から輸入される「キクラゲ」は、フェンプロパトリンという殺虫剤の一種（農薬）による違反事例が比較的多くあげられています。その基準は、ポジティブリストにないために暫定一律基準値の0.01ppm以内が適用されています。一方、カボチャの残留農薬基準は、ポジティブリストにより一律基準の200倍の2ppm[3]、食べる頻度が高く、水洗い後そのまま食べるイチゴに至っては、基準が500倍の5ppm[4]と設定されています。基準値の上限を設定しているからには、これらの基準値には、なんらかの科学的根拠があるのでしょうが、キクラゲから摂取する場合とカボチャやイチゴから摂取する場合を比べたときに、それほど安全性に違いがあるのでしょうか？　また、キクラゲを食べる頻度はカボチャやイチゴに比べて少ないでしょうし、一度に口に入れる量もそれほど多くないと思いますが、その視点で見た摂取量や頻度からの人体への影響はどうなのでしょうか？　そんなに違反事例が多いなら、キクラゲに対する科学的根拠を検証し、基準値を見極める必要があるはずです。

　それでも山菜やきのこ類を扱う中国企業では、違反事例を真摯に受け止め日本の基準に合わせて生産の調整・徹底管理を進めています。私が参加した食品安全ネットワークの海外研修で2007年9月に視察した中国遼寧省大連にある山菜やきのこ類を扱う企業では、日本向けの原材料に

---

3)　食品衛生法　法令＞食品、添加物等の規格基準　A 食品一般の成分規格より
4)　3)に同じ

ついて農薬のドラフト管理(隣接する畑からの農薬散布の汚染管理)まで行っていました。違反は取引に直結する内容とはいえ、これほど農薬汚染に対する関心が高かったことに驚かされました。

(2) 日本の中国製食品に対する検査体制

次に中国からの輸入食品に対する監視体制、すなわち日本の中国製食品に対する「検査」の体制はどうなっているのでしょうか。検査は、消費者が理解しやすい、安全確保の手段のひとつと考えられています。**食の関係者にとっては、既に検査自体が安全を保証する手段ではないという認識は行きわたっています。しかし、消費者にとっての検査実施における安心感は、2008年7月末にBSE(通称「狂牛病」)の全頭検査廃止への抵抗をみても、明確なものだと窺えます。**中国製冷凍餃子の事件でも、あるテレビ番組のコメンテーターが「中国産製品はたったこれだけしか検査をしていなかったのですか」と呆れ返る様子に、周りにいたゲストの方たちが同様の反応を示していたということは、検査することへの安心感の表れだと感じました。

しかし食品の場合、パッケージを開けて検査をしたら商品にはなりません。このため、食品の検査では全数検査はできないのです。また、検査する側の能力(日本が輸入食品に実施できる検査数)から見ても、わが国の検査数は毎年、年間約20万件実施していますが、2006年度の中国製食品の輸入は届出件数だけでも57万件を超えており、届出全件の抜取検査ですら追いつかないのが実情です。

それでは実際、わが国では中国製食品について、どの程度検査しているのでしょうか。2006(平成18)年度の日本の海外輸入食品検査で中国製食品に対する検査件数は約9万件、全体の45.8%を占めています。これは中国からの輸入届出件数全数に対して15.7%をチェックしていることになります。他の諸外国(違反比率の最も高いフィリピンは4.3%、先進

国で最大の輸入相手国の米国で9.2％）よりたいへん厳しくチェックしています。また、モニタリング検査を強化した品目、モニタリング検査強化後に検査命令へ移行した品目も最も多く、輸入相手国のなかでも最も厳しい監視体制が敷かれていることがわかります（表2.2）。

　これらの状況から見ても、中国製食品に対しての監視体制は、わが国が実施できる検査能力の約半分を費やし、また輸入量、輸入件数に対しての検査頻度についても相当注力されていることが窺えます。

　次の節ではさらに掘り下げて、中国の輸入食品の違反事例に関する統計データにもとづいて、合格率の現状、検査件数からの違反率の現状について検証していきます。

2.2　中国製食品の安全性と必要性

2.2.1　輸入統計から見る中国製食品の安全性

　中国との食品や農産物の貿易には長い歴史があり、その規模は年々拡大しています。2006（平成18）年度の中国からの食料品の輸入総額は、約9,340億円にのぼります。これは、日本の輸入総額の約16.3％を占めており[5]、輸入重量ベースで見ても約493万トンで輸入重量全体の約14.4％[6]となり、米国に次いで二番目の輸入相手国となっています。

　このような背景を踏まえて中国から輸入されている食品の違反状況を見てみると、2006年度の国別違反件数は、中国が530件で全体の違反件数の34.6％を占めており、次いで米国239件（15.6％）、ベトナム147件（9.6％）、タイ120件（7.8％）の順になっています（表2.3）。この数値から、中国が他の諸外国よりも突出して違反件数が多いことがわかります。

---

　5)　財務省　貿易統計報道発表（平成18年度（確定））の主要地域（国）別商品別輸入の「食料品」の項目
　6)　厚生労働省「平成18年度輸入食品監視統計」

2.2 中国製食品の安全性と必要性

表2.2 生産・製造国別の輸入・届出件数に対する検査実施状況および比率
（輸入・届出順位　上位20カ国）

輸入・届出順位	国　名	輸入・届出数量（件）	検査数量（件）	検査実施総数に対する比率（％）	輸入・届出数に対する検査率（％）
1	中華人民共和国	578,524	91,264	45.876	15.775
2	アメリカ合衆国	196,858	18,172	9.134	9.231
3	フランス	191,869	5,283	2.655	2.753
4	タイ	122,043	17,527	8.810	14.361
5	大韓民国	96,014	12,732	6.400	13.260
6	オーストラリア	73,806	1,847	0.928	2.502
7	イタリア	72,800	3,884	1.952	5.335
8	ベトナム	41,494	9,001	4.524	21.692
9	ブラジル	31,428	2,090	1.050	6.650
10	カナダ	30,983	2,545	1.279	8.214
11	ドイツ連邦共和国	30,824	1,403	0.705	4.551
12	インドネシア	30,427	7,386	3.712	24.274
13	台湾	29,270	5,893	2.962	20.133
14	ニュージーランド	27,488	1,331	0.669	4.842
15	フィリピン	26,548	1,164	0.585	4.384
16	イギリス	23,479	675	0.339	2.874
17	チリ	20,915	1,014	0.509	4.848
18	デンマーク	20,701	488	0.245	2.357
19	ベルギー	18,841	1,191	0.598	6.321
20	メキシコ	16,885	761	0.382	4.506

出典）厚生労働省「平成18年輸入食品監視統計」より作成

　ところが、輸入量が多く検査件数が1,000件以上の諸外国（全20カ国）で違反率を算出した場合[7]、トップはフィリピンの2.06％、次いでベトナム1.63％、ベルギー1.59％、インド1.45％、アメリカ1.31％となっており、

表2.3 生産・製造国別の届出・検査・違反状況
（検査件数が1,000件以上実施された国について）

違反比率の順位	国名	輸入・届出数量（件）	検査数量（件）	違反数量（件）	検査数に対する違反率(%)	輸入・届出数に対する違反率(%)
1	フィリピン	26,548	1,164	24	2.061	8.587
2	ベトナム	41,494	9,001	147	1.633	1.110
3	ベルギー	18,841	1,191	19	1.595	8.394
4	インド	10,786	2,137	31	1.450	4.677
5	アメリカ合衆国	196,858	18,172	239	1.315	0.550
6	台湾	29,270	5,893	50	0.848	1.696
7	チリ	20,915	1,014	8	0.788	9.850
8	イタリア	72,800	3,884	29	0.746	2.572
9	タイ	122,043	17,527	120	0.684	0.570
10	オーストラリア	73,806	1,847	11	0.595	5.409
11	スペイン	16,157	1,021	6	0.587	9.783
12	中華人民共和国	578,524	91,264	530	0.580	0.109
13	フランス	191,869	5,283	27	0.511	1.892
14	マレーシア	10,995	1,051	5	0.475	9.500
15	インドネシア	30,427	7,386	30	0.406	1.353
16	ブラジル	31,428	2,090	8	0.382	4.775
17	ニュージーランド	27,488	1,331	4	0.300	7.500
18	ドイツ連邦共和国	30,824	1,403	4	0.285	7.125
19	カナダ	30,983	2,545	7	0.275	3.928
20	大韓民国	96,014	12,732	26	0.204	0.784

出典）厚生労働省「平成18年輸入食品監視統計」より作成

中国は20カ国中12番目で0.58％となっています（表2.3）。さらに、輸入数

7）厚生労働省「平成18年度輸入食品監視統計」より算出

量や検査件数の多少に関係なく同年に違反があったすべての輸入相手国44カ国の違反率を見た場合、なんと44カ国中31番目の違反率にしかすぎません。

　これらの統計データから中国製食品に対する安全性を総合的に判断しても、きわめて厳しい監視体制の下、先進国と同等もしくはそれ以上に違反率が低く、わが国の安全性基準や食品衛生法に十分に準拠しています。したがって、必ずしも中国製の食品が悪いとも、ここ数年で急に品質が悪くなったともいえないことがわかります。

2.2.2　チャイナ・フリーの問題点

(1)　中国製食品を使わない──チャイナ・フリー

　中国の安全性に対して冷静に評価しても、これだけ社会問題化してしまうと、消費者心理から「中国製食品を使わない(チャイナ・フリー：China Free)」の風潮は避けられないのが現実のようです。「中国製食品は(すべて)悪い、気をつけなさい」、「中国の野菜は農薬漬け」、「中国産は危ない」という意識が世間に一層強まるのは避けられそうにありません。この事態の収拾が念頭にあったのか、舛添厚生労働大臣が参議院予算委員会で、食品衛生法第8条を発動させて中国からの食品輸入を一切止めることを示唆するような発言をしたのかもしれません。食品衛生法第8条には特定の国や地域で製造された食品または添加物について、被害発生を防ぐために必要な場合、薬事・食品衛生審議会の意見を聞いたうえで、販売・輸入・調理などを禁止できることが規定されていますが、これまで実際に発動されたことはありません。だからといって、いつまでもあり得ない全数検査の要求を高め、あり得ないゼロリスクを求めてしまうと、事実上、中国からの輸入がストップすることになります。すると、輸入比率からすれば、消費者自身の生活が圧迫され、不幸な結果をもたらすことが予想されます。

(2) チャイナ・フリーで食料飢餓!?

　ここでは、もしわが国にとって第2位の食料品輸入相手国であり、約493万トンもの食料品を依存している中国を締め出した場合、私たちはどうなるのか、どのくらいの消費者に影響が出るのか、を検討してみます。

　まずわが国の食料品の消費すなわち現在の人口を調べてみると、2006年10月1日の時点で約1億2,777万人[8]とされています。また、わが国の食料自給率は2006年概算値で39％[9]なので、輸入食料への依存度（輸入食料比率）は61％となります。**もし仮に中国からの輸入が完全にストップした場合、輸入重量ベースで輸入食料全体の14.4％を占めていますので、輸入品目や品目別の輸入比率を加味せず、単純に輸入重量と輸入食料比率で計算すれば、約1,100万人余（総人口の約8.78％）が食にありつけない状態となってしまいます。**

（わが国の総人口）　×　（輸入食料比率：61％）　×　（中国の輸入比率：14.4％）
127,777,000（人）　×　　　　0.61　　　　×　　　　0.144　　　　＝ 11,223,931

　言い換えれば、高いお金を支払ってでも食料品を買うことができない消費者の「12人に1人」は飢えてしまうことになります。重量ベースと熱量ベース、中国からの輸入食料品の品目などで必ずしもこの数字にはならないでしょうが、これに近い数値が算出されると考えられます。したがって「チャイナ・フリー」を推奨することは、高い食料品が買えない所得者層にとっては「サバイバルゲーム」を暗黙のうちに推奨していることにつながり、自分たちの首を絞める可能性があるのです。

　スーパーや小売店で「産地表示」をして売られている中国製の生鮮食

---

[8]　総務省統計局の発表　http://www.stat.go.jp/data/jinsui/2006np/index.htm
[9]　農林水産省ホームページ「食料自給率の部屋」より「食料自給率とは」1.（イ）カロリーで計算

品や農産物は、売り場からだんだん姿を消しつつあります。ファーストフードやファミリーレストランの食材まで中国製品を締め出した場合、格安メニューがなくなるかもしれません。また、世間を騒がせている後期高齢者医療制度で苦しめられている低所得のお年寄りの方々に、より一層苦しい生活をさせてしまうかもしれません。この現状を見て、あなたはそれでも「チャイナ・フリー」を推奨しますか。それとも否定しますか。

2.3 中国政府の努力
2.3.1 中国における食品安全に対する組織と取組み

　ここから少し内容が難しくなりますが、中国の食品安全に対する政府の組織構成、食品安全に対する取組み、特に輸出食品に対しての取組みについて見ていきます。

(1) 中国の輸出食品に対する政府組織

　中国の政府機関は、日本の内閣府に相当する「国務院」を中心に、その直属機構、直轄事業、弁事機構などの機関から構成されています。

　なかでも食品の安全性評価や監督を担っている部署は、国務院の「農業部(農林水産省に相当)」、「衛生部(厚生労働省に相当)」、「商務部(経済産業省に相当)」や国務院直属機構の「国家食品薬品監督管理局」、「国家質量監督検験検疫総局」、「国家工商行政管理総局」などの多数の部局が中心となっています(図2.1)。

　そのなかでも特に、国務院直属機構である「国家質量監督検験検疫総局」(質検総局：AQSIQ)が輸出食品に係る食品安全業務を実施する部局のなかで最も有力な部署のひとつです。質検総局は、2001年4月に旧国家輸出入商品検験検疫局(CIQ)の北京総局と旧国家質量技術監督局

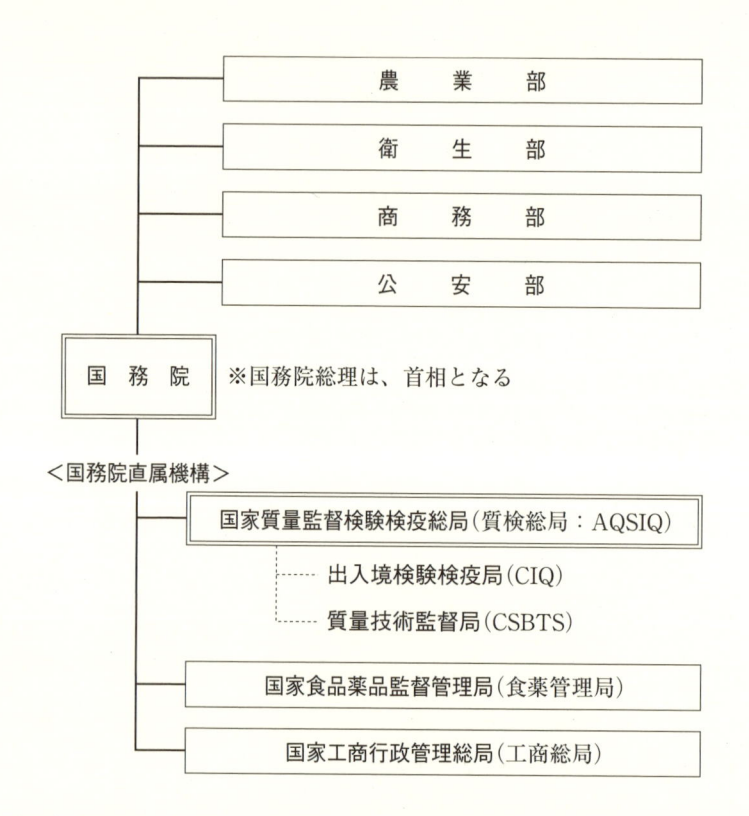

第2章 輸入食品の安全性を検証する

```
                    ┌─────────────────────────┐
                 ┌──│       農 業 部          │
                 │  ├─────────────────────────┤
                 │──│       衛 生 部          │
                 │  ├─────────────────────────┤
                 │──│       商 務 部          │
                 │  ├─────────────────────────┤
                 │──│       公 安 部          │
                 │  └─────────────────────────┘
    ┌──────────┐ │
    │  国 務 院 │─┤ ※国務院総理は、首相となる
    └──────────┘ │
                 │
  ＜国務院直属機構＞
                 │  ┌──────────────────────────────────────┐
                 ├──│ 国家質量監督検験検疫総局（質検総局：AQSIQ）│
                 │  └──────────────────────────────────────┘
                 │       ├──── 出入境検験検疫局（CIQ）
                 │       └──── 質量技術監督局（CSBTS）
                 │  ┌──────────────────────────────────────┐
                 ├──│ 国家食品薬品監督管理局（食薬管理局）      │
                 │  └──────────────────────────────────────┘
                 │  ┌──────────────────────────────────────┐
                 └──│ 国家工商行政管理総局（工商総局）          │
                    └──────────────────────────────────────┘
```

出典） 河原昌一郎：「動向解析――中国の食品安全制度」、『農林水産省農林水産政策研究所レビュー』、No.12、pp.33-45、2004年6月30日を参考に筆者が作成
http://www.maff.go.jp/primaff/koho/seika/review/pdf/12/primaffreview2004-12-6.pdf

図2.1　中国政府の食品安全に関する主な組織

（CSBTS）とが合併して設立された局で、主に輸出入食品・動植物の検査検疫（品質検査および管理、輸出入衛生検疫、輸出入動植物検疫など）を一元的に所管する組織で、輸出入が行われるそれぞれの地方に直属の検査検疫局、分支局、実験室などを設置して業務を実施しています。

　また、衛生管理システムのひとつであるHACCPシステムなどの認証許可や品質管理の基準化作業も実施しており、同局管轄下の国家認証許

可監督管理委員会と国家基準化管理委員会が担当しています。2004年6月時点で質検総局は、中国国内の省、自治区、直轄都市、主要貿易都市の全国35カ所に直属検査検疫局(出入境検験検疫局：CIQ)を設置しており、人員、財源、物資について地方組織においても統一的な直接管理が実施されています。この地方組織の各々のCIQは、陸海空の貿易地および貨物集散地に支部組織としてさらに細分化して設置されており、全国に282カ所の検査検疫分支局、452カ所の実験室、281カ所の事務室を設置し、輸出入商品に対する検査、検査合格証の発行などの管理や輸出入業者などとの窓口業務を行うという管理体制をとっています(**図2.2**)。

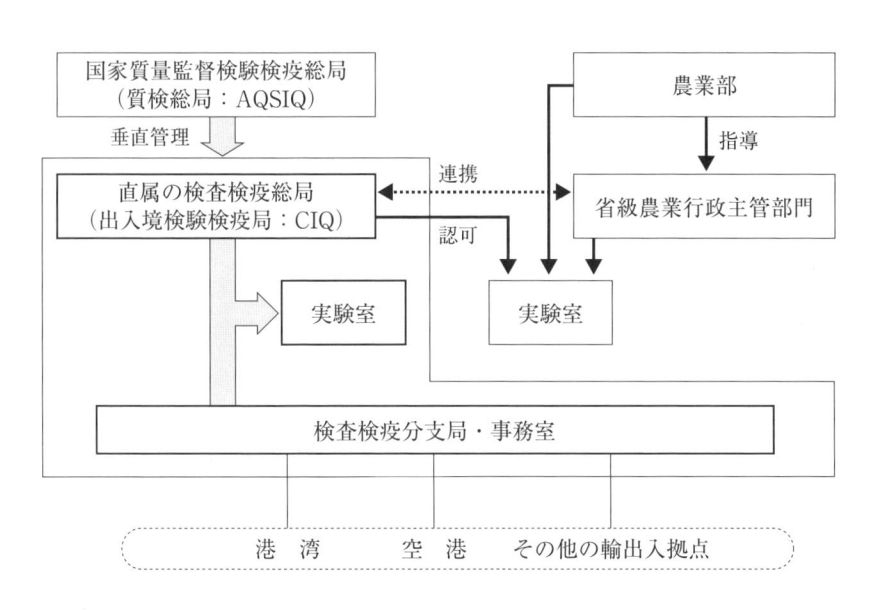

出典） 河原昌一郎：「動向解析——中国の食品安全制度」、『農林水産省農林水産政策研究所レビュー』、No.12、pp.33-45、2004 年 6 月 30 日の一部を筆者が加筆・修整
http://www.maff.go.jp/primaff/koho/seika/review/pdf/12/primaffreview2004-12-6.pdf

図2.2　中国の輸出入検査体制

(2) 食品安全に対する取組み──輸出食品を中心に

一方、中国の輸出食品に対する安全性への取組みについて見てみると、この10年ほどで劇的に進歩していることが窺えます。

1990年頃から素材品や加工品の輸出が本格的に始まりましたが、この時点では温度管理や異物混入への対策が主な管理で、中国国内の農業政策でも農業生産量に重点が置かれていました。しかしながら、1990年後半からは、市販用冷凍食品や冷凍野菜の製造輸出が始まると、品質、食品安全が重視されるようになり、管理レベルはかなり向上しました。これは中国の食品安全の問題や、中国産輸入農産物・食品の安全性に対する各国からのクレームに触発されたことがきっかけです。また中国国内でも、食品衛生法の制定、農産物の食品安全面での主要対策である無公害食品行動計画が実施されることで、輸出向けだけでなく国内向けも含めて中国全体で食品安全に取り組むことになりました。さらに1999年には、調理済み食品の製造・輸出の開始により添加物の検査も行われるようになり、残留農薬についても同年3月のEU指令96／22および96／23の残留農薬の基準にもとづき、直属の検査検疫局で行われるようになりました。近年、より精度の高い分析や検査、HACCPやトレーサビリティなどの衛生管理システムの必要性も高まりつつあります。

(3) 日本向け輸出食品に対する安全性への取組み

次に、中国のわが国に対する輸出食品の品質と安全への取組みについて見てみますと、日本との貿易を非常に重要視しています。前記の取組みとは別に、中国からの輸出品の検査基準、検査方法、技術および優良企業の認定と違反企業の処分などについて日本と中国の政府間で個別協議も行われています。また、個別の民間企業単位でも、独自の安全性を求めて、原材料の生産や作付けの初期段階から関与し、農薬の管理やドラフト管理、ポジティブリスト制度への対応など、日本の要求を満たし

2.3.2 輸出食品に対する中国政府の新たな試み

(1) 衛生管理システム導入への取組み

輸出食品に対する新たな試みとしては、まず輸出相手国の要求による衛生管理システム「HACCPシステム」の導入があげられます。

第4章でも述べますがHACCPシステムとは、エイチ・エイ・シー・シー・ピー、ハサップ、ハセップなどと呼ばれ、原料の入荷から製造、出荷までのすべての工程において、あらかじめ発生する危害要因を予測・分析して(Hazard Analysis：HA)、最も管理しなければならない点を必須管理点(Critical Control Point：CCP)と設定し、監視することにより安全な食品の出荷を目指すというシステムです。HACCPシステムは、安全な食品を製造する最も有効なシステムとして国際的に認知されています。

中国におけるHACCPシステムの導入は、日本と同じく1997年12月に実施された対米輸出水産食品に対する規制がきっかけといわれています。それ以降、急速にHACCPシステムの必要性が高まり、中国政府はHACCPシステムについての専門官の育成をスタートさせました[10]。また、食品企業側も政府と連携してこのときからHACCPシステムについて勉強するようになりました。5年後の2002年には、中国政府は地方組織の各々のCIQ単位でHACCPシステムの認証活動ができるまでレベルアップされ、2005年以降は、HACCPシステムによって隠れた問題点を抽出し、管理・指導ができるまでになっています。

---

10) このときに育成された専門官が、のちに地方組織に配属されているCIQのHACCP審査官となりました。

(2) 中国政府の食品安全活動の取組み

　政府としての新たな取組みもなされています[11]。

　最近の動きとしては、安全への新しい指針として2007年7月27日、北京で開かれた全国品質工作会議で、温家宝首相が次のように演説し、食品の安全を含む品質管理における6項目の要求を提起しました。

　「生産物の品質は人民大衆の切実な利益にかかわり、企業の生き残りと発展にかかわり、国のイメージにかかわるものである。経済・社会の発展、人民の生活レベルの不断の向上に伴い、生産物の品質と食品の安全に対する人々の要求がますます高まっており、われわれは努力して取り組み、人々の要求を満たさなければならない。品質のしっかりしたブランド製品を誕生させてはじめて、国際市場のシェアを拡大し、わが国の商品の良好なイメージを確立できる。」[12]

　また、中国政府の組織的な対応としても、国務院内に新しく製品の品質と食品の安全に関する指導チーム（日本の食品安全委員会に近い組織）が立ち上げられ、呉儀副首相をトップに食品安全関連の各部門の長が加わり、各々の部署が連携しながら、製品の品質と食品の安全への取組みがスタートしました。

　これに合わせて食品安全に関連する品質検査、衛生、農業などの主管官庁でも、各々の範囲内で、科学的で合理的な基準を早急に確立することが進められています。そして、これらの基準を国家基準として早期に制定もしくは改正することを目指しています。また、この制定・改正された基準をもとに、輸出管理部門、商務部と税関、外国為替管理、品質監督検査検疫、税務などの各部門が総合的に連携して「対外貿易経営者違法・規定違反情報交換システム」を構築し、対外貿易の秩序を規範化

---

11) 食品安全ネットワーク第7回海外研修（中国）より研修時の聴取結果による。
12) 中華人民共和国駐日本国大使館ホームページ「温家宝首相、全国品質工作会議で6項目の要求提起」（2007年7月28日）

するとともに、違反者を市場から締め出す取締りの強化が進められています。

(3) 中国の法規制面での取組み

一方、法規制の動きも活発に行われており、2007年7月26日に「食品などの生産物の安全監視管理強化に関する国務院の特別規定」(国務院503号令)が発表され、同日施行されました。この規定は生産・経営者の行為規範を厳格に規定し、地方政府と監督管理部門の職責を強化するとともに、違法行為を厳罰化するというものです。違法所得および生産物と設備の没収と高額の罰金、違反業者の公表、流通段階でのトレーサビリティの強化、輸出商品の輸出相手国の基準への適合などについて示されています[13]。

また、この特別規定に連動してCIQでは、2007年9月1日より、ある一定のCIQの検疫検査に合格した輸出食品に対して「検験検疫シール」通称「CIQマーク」を貼付することが義務化されました(図2.3)。このCIQマークは、16桁の一連番号により製造した当該企業が識別できるもので、偽造防止のため発行枚数を管理するとともに波形の透かしのような模様が入っています。また、港での検査を強化するため、20%の比率でコンテナを開け、モニタリング検査することとし、貨物と届出証明書の内容が一致しなかったり、品質安全に問題があると確認された場合、輸出禁止命令を出すと同時に、当該製造企業、出荷者、代理通関業者のすべての輸出食品のモニタリング検査比率を50%にまで引き上げることとしています。さらに2回目になると、モニタリング検査比率を100%に引き上げ、違反企業は、国家質検総局ホームページの「輸出入食品違反企業リスト」に載せられます。また、検査免除企業に違反があれば、

---

13) 食品安全ネットワーク第7回海外研修(中国)より研修時の聴取結果による。

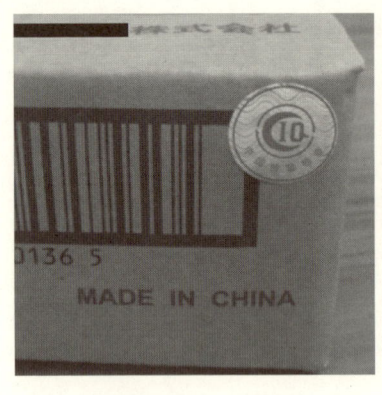

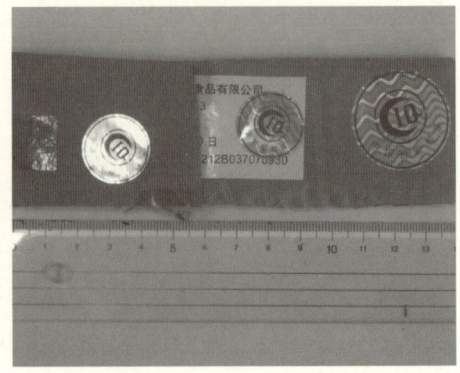

図2.3　検査検疫シール（通称：CIQマーク）：2007年9月1日より輸出食品に貼付を義務化

ただちにその資格が取り消される規制を実施しています[14]。

2.4 中国製食品を今後どう考えるべきか

　この章では、輸入食品、特に今話題の中国製食品について、中国の食品安全への対応や実際の統計データから理論的に検証してきました。

　中国は、消費者がイメージするほど粗悪な食品ばかりを日本に輸出したり、食品安全をおろそかにしていないことを少しはご理解いただけたと思います。中国自身、北京オリンピックを控え、食品安全に力を入れていることは、先日の質検総局の「北京五輪開催期間中の食品安全保証」の報道発表[15]から見ても明白です。また、中国製冷凍餃子事件を発端とした中国製食品への不信から招いたチャイナ・フリーの問題についても、国民感情だけで判断できないほど私たち日本は中国に依存しており、締め出すことは難しいこともわかりました。ある調査では、中国製食品

---

14) 13)に同じ
15) http://www.fmprc.gov.cn/ce/cejp/jpn/zt/zgspaq/t414709.htm

を避けた場合、外食や冷凍食品を利用する比率が多い一般家庭では、食費が20％前後上がるともいわれています。

　今回の中国製冷凍餃子の中毒事件については、食品安全上の問題ではなく「事件」として扱い、突発的に起こった一過性の事件と同じく、事件解決と再発防止策が重要だと思います。逆に、中国の食品安全への取組みは、現在の規制と今後の改善、その推進速度を加味すれば、近い将来、日本の衛生管理水準に達すると期待できるものです。

　食料自給率が40％を下回った「食の輸入大国　ニッポン」において、本当に必要なことは、中国の安全性を批判することではありません。

　私たちの本当の課題は、昨今の輸入原材料価格の高騰で、ほとんどの食料品の価格が値上がりし、財布を直撃していることでもわかるように、いかにわが国の食料自給率を向上させるか、輸入食品への依存度をいかに下げるかということにあります。さらには各国の輸出規制や世界変動に影響を受けることなく、安心・安全で快適な食生活を過ごせるかどうかについて、真剣に考える時機に来ているのです。

第3章

食品表示を分析する

食品不祥事が続いていますが、その原因のなかで最も多いのが表示ミスによるものです。食品表示は4つ以上の法律による制約を受けるため、それらすべての法律に違反しない表示をするのは大変難しいのです。そこで、ここでは事例を多く示して表示の要点をわかりやすく解説します。

3.1 法令に則した食品表示とは

3.1.1 食品表示にかかわる法令

食品表示は、なんのためになされるのでしょうか？ それは次の3つの目的をもっています。

① 商品の内容物や特性を正確に伝えること
② 消費者に商品の選択権を保証すること

表3.1 食品表示に関係する法律

法 律 名	制度の目的
食品衛生法	容器包装された一般的な食品について表示基準が定められている。 飲食に起因する安全上の危害発生を防止する。 虚偽・誇大な表示や広告の規制についても定められている。
農林物資の規格化及び品質表示の適正化に関する法律(JAS法)	特に必要があるものについて品質に関する表示の基準を定め、製造業者・販売業者に表示を義務づける「品質表示基準制度」について定めている。
計量法	適正な計量の確保の観点から計量の基準を定め、食品の計量を正確に行う努力義務を求めている。
不正競争防止法	不正な手段で他社より有利な立場に立とうとする行為を禁止している。(商標の無断使用・商号の無断使用・原産地虚偽表示・出所地誤認表示・品質数量誤認表示など)
健康増進法	健康の保持増進の効果などに関し、①著しく事実に相違する、②著しく人を誤認させる、ような広告等の表示を禁止している。
不当景品類及び不当表示防止法(景品表示法)	虚偽誇大な表示と優良誤認を招く表示、および公正取引委員会の指定する不当表示を禁止している。
薬事法	食品でありながら、医薬品と誤認される効果効能の表示を禁止している。

③　危害防止のために取扱い上の注意や警告をすること

　食品不祥事に関する法律については、**第1章**でも紹介しましたが、ここでは表示に限定して、もう少し詳しく説明します。関係する法律は、**表3.1**に示すものがあります。

　日本の場合には、一つの食品の表示で、多くの法令が関係しています。そのうえ、法令を所管する役所が異なるために大きな混乱を招いています。

　例えば、**表3.2**に示した食品の裏面一括表示で、食品衛生法で表示すべき事項は「名称、原材料名欄の食品添加物、消費期限または賞味期限、保存方法、製造者、製造所所在地、遺伝子組換え食品、アレルギー食品」です。一方、JAS法で表示すべき事項は「名称、原材料名欄の原材料、原料原産地、内容量、消費期限または賞味期限、原産国、製造者、製造

表3.2　加工食品の一括表示

名称	一般的な名称を表示。　商品名ではない。
原材料名	①原材料および食品添加物をそれぞれ重量の多い順に表示 　　原材料、食品添加物の順に表示 ②アレルギー物質 ③遺伝子組換え食品
原料原産地	国産品は国産であることを、輸入品は原産国名を表示 (国産品は都道府県名その他一般に知られている地名を表示できる。)
内容量	重量(g・kg) (外見上、1本2本と容易に識別できるものは省略できる。)
期限表示	消費期限・賞味期限
保存方法	○○℃以下など 開封後は賞味期限にかかわらず冷蔵庫に保存してお早めにお召し上がりください。
製造者	製造者氏名(法人にあっては法人名)および製造者所在地

所所在地」となっています。同じ原材料名欄の表記に食品衛生法とJAS法が混在して規定していることになります。製品開発時に一括表示の表示方法で疑問が生じたとき、同じ質問を食品衛生法を所管する厚生労働省と、JAS法を所管する農林水産省にすると、必ずしも同じ回答がかえってこない場合が多々あります。そのため、食品製造メーカーの現場では、混乱が生じ、場合によっては表示ミスが起こり、改善を指摘されることにつながっています。

3.1.2 裏面一括表示の記載方法

容器包装した食品では、容器包装の裏面に一括表示が義務づけられています。一括表示で記載しなければならない項目は表3.2のとおりです。

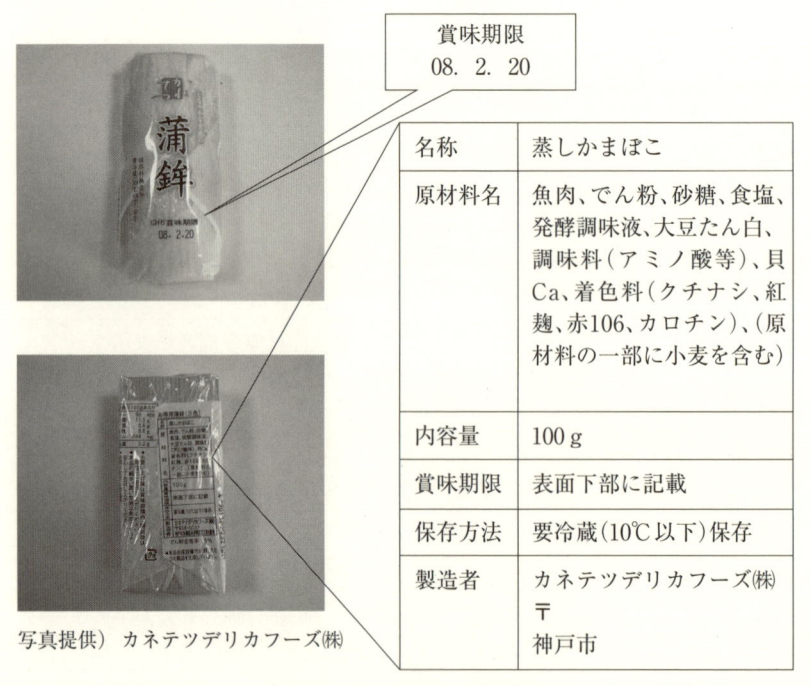

賞味期限
08. 2. 20

名称	蒸しかまぼこ
原材料名	魚肉、でん粉、砂糖、食塩、発酵調味液、大豆たん白、調味料（アミノ酸等）、貝Ca、着色料（クチナシ、紅麹、赤106、カロチン）、（原材料の一部に小麦を含む）
内容量	100 g
賞味期限	表面下部に記載
保存方法	要冷蔵(10℃以下)保存
製造者	カネテツデリカフーズ㈱ 〒 神戸市

写真提供）カネテツデリカフーズ㈱

図3.1　かまぼこの一括表示

3.1 法令に則した食品表示とは

以下では、練製品のかまぼこ(図3.1)を例にとって一括表示を見ていきましょう。

一括表示欄は、「JAS法」と「食品衛生法」、「景品表示法」の3つの法令で規定されています。JAS法だけの記載では図3.2のようになり、食品衛生法だけであれば図3.3のようになります。景品表示法は、この表示の全部が関係します。なぜ食品表示の法律は一本化できないのでしょうか。この議論はともかく、以下、個々の項目ごとに見ていきましょう。

(1) 名　　称

一般的な名称を表示します。商品名ではありません。事例のかまぼこ

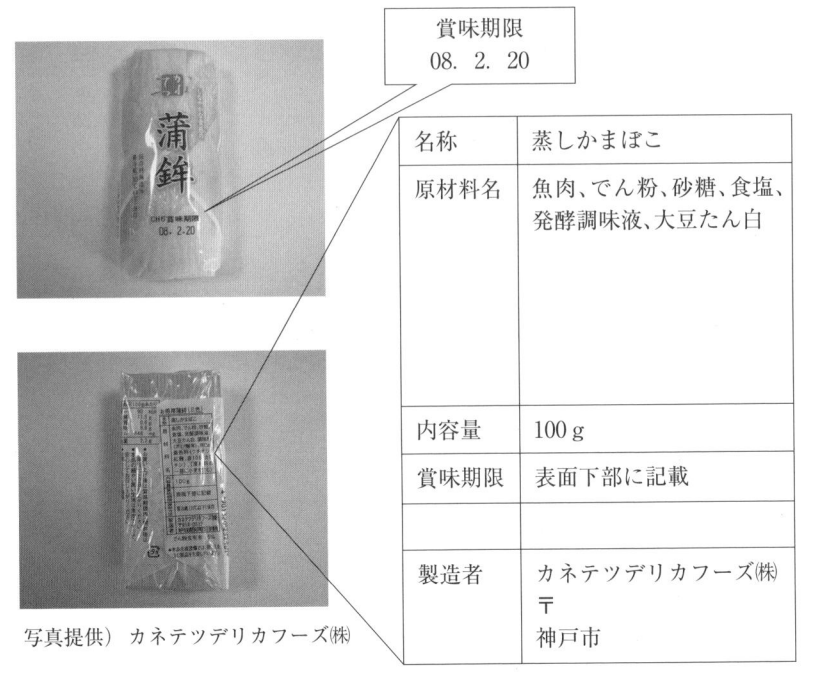

賞味期限
08. 2. 20

名称	蒸しかまぼこ
原材料名	魚肉、でん粉、砂糖、食塩、発酵調味液、大豆たん白
内容量	100 g
賞味期限	表面下部に記載
製造者	カネテツデリカフーズ㈱ 〒 神戸市

写真提供) カネテツデリカフーズ㈱

図3.2　JAS法のみの記載

第3章 食品表示を分析する

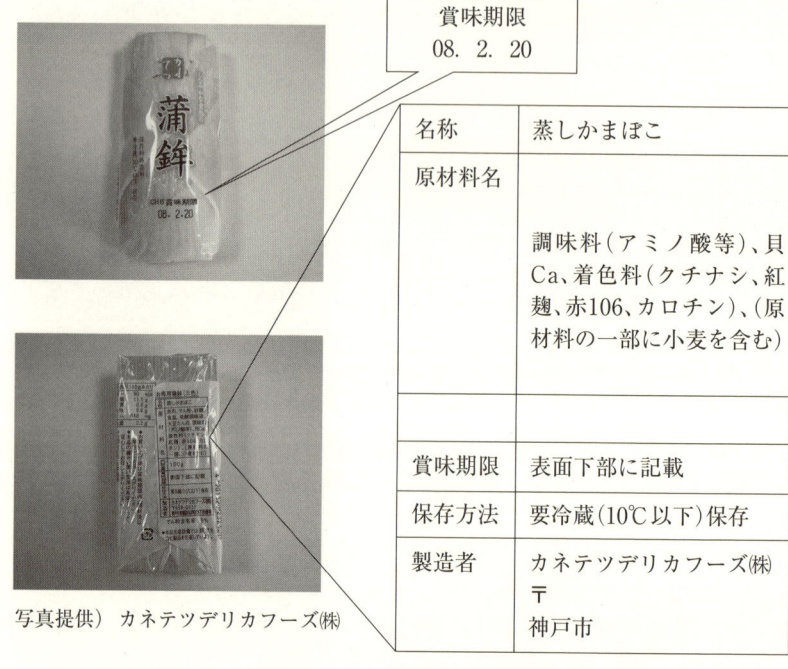

名称	蒸しかまぼこ
原材料名	
	調味料（アミノ酸等）、貝Ca、着色料（クチナシ、紅麹、赤106、カロチン）、（原材料の一部に小麦を含む）
賞味期限	表面下部に記載
保存方法	要冷蔵（10℃以下）保存
製造者	カネテツデリカフーズ㈱ 〒 神戸市

賞味期限 08. 2. 20

写真提供）カネテツデリカフーズ㈱

図3.3　食品衛生法のみの記載

では、品名は「お徳用蒲鉾（三色）」ですが、名称は「蒸しかまぼこ」です。

(2) 原材料名
(a) 原材料名
① 順　序

　原材料は、農林水産省の告示の「加工食品品質表示基準」第4条(2)原材料名の項に「食品添加物以外の原材料は、原材料に占める重量の割合の多いものから順に、その最も一般的な名称をもって記載すること。」と規定されています。また、食品添加物は、食品衛生法上、記載順序について特別な規定はありませんが、「加工食品品質表示基準」第4条(2)原材料名の規定に従って重量の多い順に記載

します。

　つまり、まず原材料の重量の多いものから順に記載し、その後に食品添加物をこれも重量の多い順に記載します。事例のかまぼこでは、図3.1の原材料名の欄のようになっています。

　ところで、原材料や食品添加物の重量順は、どのような基準で決めるのでしょうか。図3.4のように、食品の開発、製造にあたっては必ず仕様書(設計書)がつくられます。その中には、原材料の計量・配合を示す原材料欄があります。普通は配合率で書いてありますので、それを重量に直して原材料名の重い順に記載します。

　それでは、あんこを作るときの計量・配合時の小豆の重さは、乾物のときでしょうか、それとも浸漬して膨らませたときの重さでしょうか。この場合は、乾物時の重さで考えなければなりません。このようにどの時点での重さなのか判断が難しいときもあります。そのときは自社ではこの時点での重さの順序であるということを明確にしておけばよいでしょう。

② **原材料の名称**

　図3.5のお弁当の場合を見てください。原材料名の欄には、食品添加物以外の原材料として「塩飯、焼鮭、野菜コロッケ、鶏肉団子、竹輪磯辺天、ウインナー、切干大根煮、海苔」と記載してあります。例えばウインナーですが、この原材料は記載してありません。他の野菜コロッケ、鶏肉団子、竹輪磯辺天、切干大根煮などもそれぞれの原材料名が記載されていませんが、これで良いのです。**なぜならば、原材料名は、最終製造メーカーが仕入れた原材料名で記載すれば良いからです。**ウインナーの場合は、その原材料である豚肉、食塩、砂糖などを記載する必要はありません。ただし、食品添加物やアレルギー物質の表示は必要となります。

第3章 食品表示を分析する

```
                         仕  様  書

                                              策定日
   ○○食品株式会社                              改訂日

   | 商品名 |        | 規格 |      | 名称 |      |

   使用原材料

   | 原材料名(一般) | 使用目的 | 配合率(%) | 備考(限定事項等) |
   |              |         |    %     |                |
   |              |         |    %     |                |
   |              |         |    %     |                |

   特性(微生物制御にかかわる特性)
   [                                                    ]

   賞味期限および保存方法
   [                                                    ]

   農薬・動物用医薬品管理基準
   [                                                    ]

   喫食または利用方法・販売などに対する消費者層
   [                                                    ]

   包装資材
   [                                                    ]

   栄養成分(100g当たり)

   エネルギー         kcal
   たんぱく質
   脂質
   炭水化物
   ナトリウム         / 食塩相当量
```

図3.4 仕様書のフォーマット(例)

3.1 法令に則した食品表示とは

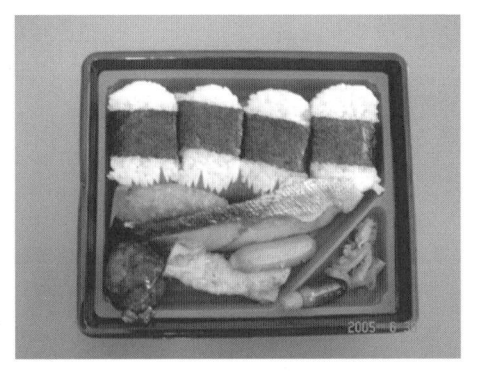

塩飯、焼鮭、野菜コロッケ、鶏肉団子、竹輪磯辺天、ウインナー、切干大根煮、海苔、調味料(アミノ酸等)、着色料(カロチノイド、カラメル、紅麹、キビ色素)、甘味料(甘草)、保存料(ソルビン酸)、発色剤(亜硝酸Na)、リン酸塩(Na)、pH調整剤、カゼインNa、ソルビット、(原材料の一部に小麦、卵、乳、大豆、豚肉、ゼラチンを含む)

図3.5 俵おにぎり弁当

(b) 食品添加物の表示

① 定　　義

　食品添加物とは食品衛生法第4条の2項に「食品の製造の過程において又は食品の加工若しくは保存の目的で、食品に添加、混和、浸潤その他の方法によつて使用される物をいう。」と定義されています。

　食品衛生法で許可されている食品添加物は、指定添加物(以前の化学合成添加物)約350品目、既存添加物(以前の天然添加物)が約500品目、一般食品飲用添加物約100品目、天然香料が約600品目あります。

② 表　　示

　食品添加物の表示は一般的にはその食品添加物の物質名を記載し

ます。しかし、食品添加物の物質を2つ以上使う場合や、物質名だけではその使用用途が消費者にわからない場合には、次の表示方法に従います。

　(ア)　「L-アスコルビン酸ナトリウム」のように物質名、または「ビタミンC」、「VC」のように簡略名、種別名で表示します

表3.3　食品添加物の表示：食品添加物は物質名や、簡略名または種別名で記載

名　　称	簡略名または種別名
L-アスコルビン酸ナトリウム	ビタミンC、VC
炭酸水素ナトリウム	重曹
硫酸アルミニウムカリウム	ミョウバン
ビートレッド	アカビート、野菜色素

表3.4　食品添加物の表示：用途名を併記

用　途　名	表　示　例
甘味料	甘味料(サッカリンNa)
着色料	着色料(アナトー)またはアナトー色素
保存料	保存料(安息香酸Na)
増粘剤、安定剤、ゲル化剤または糊料	ゲル化剤(ペクチン)、安定剤(CMC)または増粘多糖類
酸化防止剤	酸化防止剤(エリソルビン酸Na)
発色剤	発色剤(亜硝酸Na)
漂白剤	漂白剤(亜硝酸Na)

表3.5　食品添加物の表示：一括名

イーストフード、ガムベース、かんすい、酵素、光沢剤、香料、酸味料、軟化剤、調味料、豆腐用凝固剤、苦味料、乳化剤、pH調整剤、膨張剤

表3.6　食品添加物の表示の免除

表示の免除	免除される理由	食品添加物の例
加工助剤	加工工程で使用されるが、除去されたり、中和されたりするため、ほとんど残らないもの	活性炭、ヘキサン、カセイソーダ、過酸化水素
キャリーオーバー	原料中に含まれるが、使用した食品には微量で効果がないもの	せんべいに使用される醤油に含まれる保存料
小包装食品	表示面積が30cm^{2}以下で表示が困難なもの	すべての食品添加物
ばら売り食品	包装されていなくて表示が困難なもの	防かび剤などを除くほとんどの食品添加物

（表3.3）。

(イ) 表3.4に該当するものは、物質名に用途名を併記して表示します。

(ウ) 表3.5に該当するものは一括名で物資名に代えることができます。

(エ) 加工助剤[1]やキャリーオーバー[2]、個包装商品、ばら売り商品は、食品添加物の表示は免除できます（表3.6）。

③ 無添加・不使用表示

コンビニに行くと、おにぎりなどに「保存料無添加」とか「不使用」などと表示してあり、何か安全そうなイメージを与えます。し

---

1) 食品の加工の際に使用されるが、①完成前に除去されるもの、②その食品に通常含まれる成分に変えられ、その量を明らかに増加されるものではないもの、③食品に含まれる量が少なく、その成分による影響を食品に及ぼさないもの。
2) 原材料の加工の際に使用されるが、次にその原材料を用いて製造される食品には使用されず、その食品中には原材料から持ち越された添加物が効果を発揮することができる量より少ない量しか含まれていないもの。

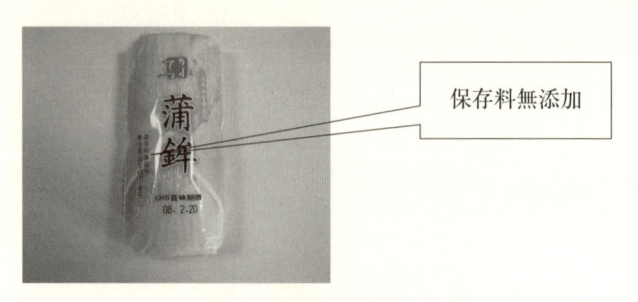

図3.6　保存料無添加の表示

かし、無添加・不使用表示には定義があります。食品添加物無添加として、○○添加物無添加・不使用表示ができる条件は、市販の同種食品には添加物が使用されており、かつ当該食品には特定の用途の添加物、加工助剤、キャリーオーバーを含めて一切の添加物を使用していない場合にのみ表示できます。

事例のかまぼこには、「保存料無添加」と記載されています(図3.6)。同種のかまぼこ類には保存料が結構使われていますが、このかまぼこは使用していませんので、「保存料無添加」と表示できます。同様に、冷凍食品に「保存料は使用していません」と記載されているものを目にします。しかし、冷凍食品は－18℃以下で保存すれば、微生物は静止しており増殖の可能性も少ないため保存料を使用しなくてもよいものです。したがって、それを保存料不使用と表示することは、他社の冷凍食品は使っているが、わが社の製品は使っていないというイメージを与えることになり、「景品表示法」の「優良誤認」に該当する可能性があります。

このような無添加・不使用表示に対する懸念は、食品添加物使用の意義、有用性、あるいは安全性に対する誤解を招くとともに、食品添加物を用いた加工食品全般に対する信頼性を低下させる恐れがあります。また、その食品の加工工程すべてで食品添加物を使用し

ていないのかは必ずしも明確でない場合が多く、無添加・不使用表示があることで、かえって消費者に不正確な情報を与えてしまい正しい選択を損なう可能性があります。

そのほかに好ましくない表示事例として、
- 「保存料や合成着色料などの添加物は、人体や健康に悪影響があるうえに……」
- 「少しでも安全な食生活を考え、化学調味料、保存料、着色料を使用していません。」

などの表示がある場合があります。これは、正当な根拠なく食品添加物の有用性ないし安全性を否定する表示にあたります。

(c) アレルギー物質の表示
① 表示の必要があるアレルギー物質

アレルギー物質の表示は、重篤度・症例数の多い5品目(小麦、そば、卵、乳、落花生)の表示については、特定原材料として法令で表示を義務づけています。症例数が少ないか、あるいは多くても重篤な例が少ない20品目(あわび、いか、いくら、えび、オレンジ、かに、キウイフルーツ、牛肉、くるみ、さけ、さば、大豆、鶏肉、豚肉、まつたけ、もも、やまいも、りんご、バナナ、ゼラチン)に関しては、特定原材料に準ずるものとして、任意で表示を行うことを奨励しています。

なお、2010年6月3日より「えび・かに」も特定原材料に指定されます。

② 原材料の原料調査

製造現場で使用する原材料名だけではアレルギー物質の使用が判明しない場合が多くあります。その場合のために図3.7のような仕

第3章 食品表示を分析する

原材料規格書

○○食品御中

株式会社××食品
代表取締役　山田　太郎

製品名	醤油

1. 原材料（加工助剤・キャリーオーバーも記載のこと）

原材料名 （添加物名）	配合率	メーカー 産地	アレルギー物質	遺伝子組換え 区分	食品添加物表示有無と 名称（製品に使用時）
大豆	○○%	国産	大豆	不分別	
小麦	○○%	アメリカ	小麦		
食塩	○○%	Z塩業			
L-グルタミン酸ナトリウム	○○%	B社			無（キャリーオーバー）

図3.7　原材料規格書の例

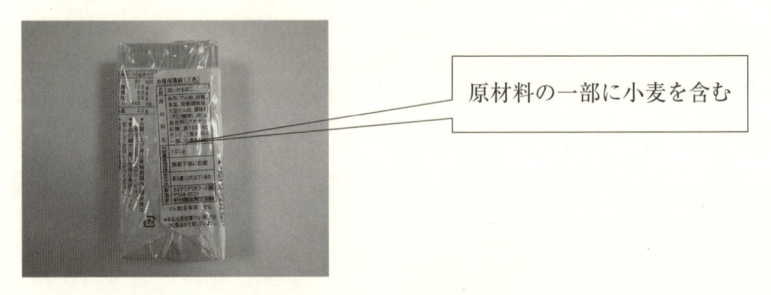

図3.8　アレルギー物質の表示

入れ先の原材料メーカーから原材料規格書を提出してもらいます。事例の醤油の使用原材料は、大豆、小麦、食塩、L-グルタミン酸ナトリウムです。醤油に含まれる大豆や小麦は、表示が必要なアレルギー物質です。したがって、この醤油を使った製品には、アレル

ギー表示として「原材料の一部に小麦を含む」と表示します[3]。

事例のかまぼこをみると、「原材料の一部に小麦を含む」と記載されていますが、原材料名には小麦の表示はありません(図3.8)。これは原材料の原料を分解すると、発酵調味料に小麦の使用が認められますので「原材料の一部に小麦を含む」と表示しているのです。

③ コンタミネーションの防止

当該製品にはアレルギー物質が使用されていなくても、同一ラインでアレルギー物質を使用していて、洗浄してもそのアレルギー物質を除去できない場合や、同じ工場内でアレルギー物質が使用され

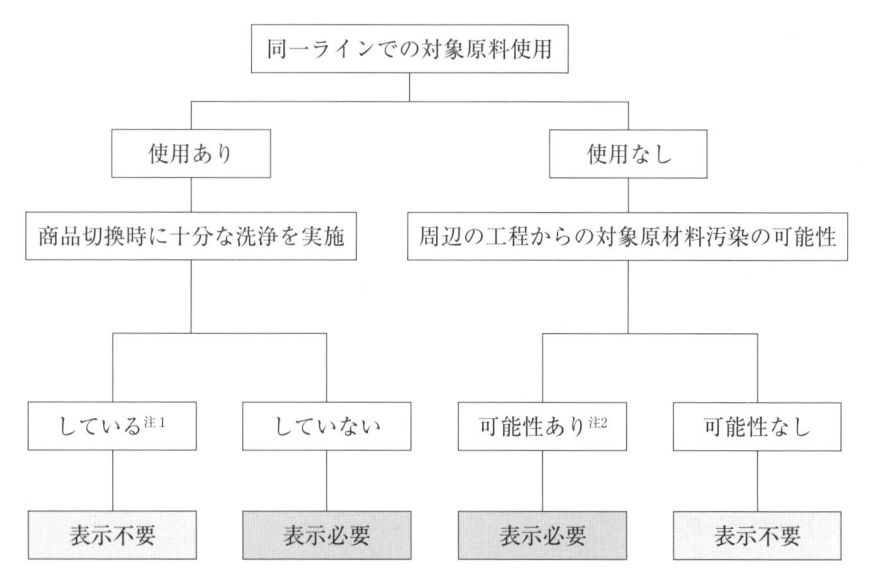

```
           同一ラインでの対象原料使用
           ┌──────────┴──────────┐
         使用あり                使用なし
            │                      │
  商品切換時に十分な洗浄を実施   周辺の工程からの対象原材料汚染の可能性
      ┌─────┴─────┐          ┌─────┴─────┐
   している[注1]  していない   可能性あり[注2]  可能性なし
      │           │              │            │
   表示不要    表示必要       表示必要      表示不要
```

注1) 全ライン洗浄(CIPなど)、分解洗浄、薬品・洗剤・湯などによる洗浄、十分な時間の共洗い
注2) 粉塵が舞うといった明らかな汚染など

図3.9 アレルギー表示の判断フロー

---

3) 大豆は醤油から連想できるので省略できる。

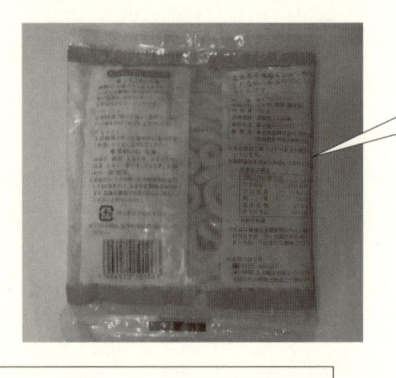

卵、乳、そばを原料とした製品と同じ工程で作られています。

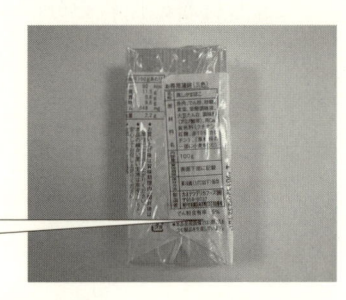

本生産設備では、卵、乳を含む製品を生産しています。

図3.10　注意喚起表示の例

ている場合はコンタミネーションの可能性があります。ここで、コンタミネーションとは交叉汚染ともいわれ、製造現場でその製品に使用しない他の製品の原料が混入することを指します。コンタミネーションの防止対策として「当該製造ラインを十分に洗浄」、「優先製造」、「専用器具の使用」などがあります。しかし、これらの対策を行ってもコンタミネーションの可能性が排除できない場合は、図3.9に示すような判断フローに従い、注意喚起の表示が必要と判断された場合、「製造工場ではそばを含む製品を製造しています」などの表示をします(図3.10)。

(d)　遺伝子組換え

除草剤耐性や殺虫剤耐性などの特徴をもつ遺伝子組換え農産物は、現在、次のものが許可されています。

①　大豆(枝まめ、大豆もやしを含む)
②　とうもろこし
③　ばれいしょ

④　なたね
⑤　綿実
⑥　アルファルファ

　表示の対象は、食品の原材料のうち、遺伝子組換え原料が原材料に占める割合が上位3位のもので、かつ原材料に占める割合が5％以上のものです。

　表示の仕方は、遺伝子組換えした原料を使用した場合に表示の義務があります(表3.7)。したがって、「遺伝子組換え」をした農産物を使用した場合は「遺伝子組換え」など、遺伝子組換えかどうかを選別していない場合は「遺伝子組換え不分別」などと表示します。

表3.7　遺伝子組換え原材料の使用の有無による表示区分と表示例

分　　類	表示区分	表　示　例
分別生産流通管理された非遺伝子組換え農産物を原材料とする場合	任意表示	「表示不要」 「遺伝子組換えでない」 「遺伝子組換えでないものを分別」
遺伝子組換え不分別の農産物を原材料とする場合	義務表示	「遺伝子組換え不分別」など
遺伝子組換え農産物を原材料とする場合	義務表示	「遺伝子組換え」 「遺伝子組換えのものを分別」
加工後に組み換えられたDNA、およびそれによって生じたたん白質が検出できない加工食品。例えば、大豆油・醤油など	任意表示	―
従来のものと組成・栄養価などが著しく異なるもの。例えば、高オレイン酸大豆、およびこれを原料とする大豆油など	義務表示	「大豆(高オレイン酸遺伝子組換え)」など

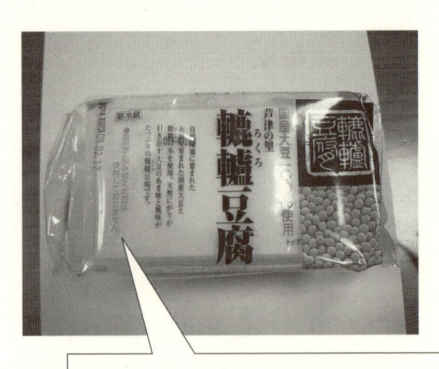

写真提供）㈱楽粋

遺伝子組み換え大豆は使用していません

図3.11 「遺伝子組換えでない」と表示した例

　遺伝子組換えをしていない農産物を使用した場合「遺伝子組換えでない」などと表示をしますが、これは任意表示です(図3.11)。

(3) 原料原産地

　最近の食品不祥事のなかで、原料原産地の偽装が多くなっています。海外産なのに国産と偽ったり、国産の牛肉でも佐賀産を三田産と偽ったりして、不正競争防止法違反や詐欺罪の疑いで逮捕者さえ出ています。加工食品の原料原産地表示の目的は、消費者の適切な選択に資する観点から、商品の品質に関する情報を適切に提供し、加工食品の原産地に関する誤認を防止することです。

　原産地の表示は、単一の原料農畜水産物が原材料に占める重量の割合が50％以上である商品に「原料原産地」として記載されます。記載は原則として、当該原料について、その農畜水産物が生産された産地を表示します。

　表示の義務表示対象品目は、次の8品目です。
　　① 農産物漬物

② 野菜冷凍食品
③ 塩干魚類(あじ・さば)
④ 塩蔵魚類(さば)
⑤ 塩蔵わかめ
⑥ 乾燥わかめ
⑦ うなぎ加工品
⑧ かつお削りぶし

さらに、この8種類に加え、2006年10月より次のものが義務化されました。

❶ 乾燥野菜、乾燥きのこ類、落花生、乾燥果実、乾燥食肉、乾燥魚介類、乾燥海藻類その他乾燥した農畜水産物
❷ 塩蔵野菜、塩蔵魚介類、塩蔵海藻類、その他塩蔵した農畜水産物
❸ 調味液と混合した野菜、調味液と混合した食肉、調味液と混合した魚介類その他調味液と混合した農畜水産物
❹ カット野菜、カット果実、合挽肉、その他混合した農畜水産物およびゆでたこ、かつおのたたきその他生鮮食品同様に販売される農畜水産物
❺ 緑茶、もち、こんにゃく、あん

表示の仕方は、図3.12に示すように行います。原料原産地名の表示義務は、その製品の原料の占める割合が50%以上のものですが、それ以下であっても任意で原産地を表示できます(図3.13)。

(4) 内容量

基本は、製品の内容量をg(グラム)またはkg(キログラム)で表示します。ただし、漬物の大根やキュウリなど、外見上、1本・2本と容易に識別できるものは内容量の表示を省略でき、1本・2本と表示できます。

例1　原材料名欄にかっこ書きで表記

```
名称         レンコン水煮
原材料名     レンコン(中国)　食塩
内容量       200 g
賞味期限     2008年10月30日
保存方法     10℃以下で保存してください
製造者       株式会社京都食品
             京都市○○町
```

例2　原料原産地名欄による表記

```
名称         レンコン水煮
原材料名     レンコン　食塩
原料原産地名 中国
内容量       200 g
賞味期限     2008年10月30日
保存方法     10℃以下で保存してください
製造者       株式会社京都食品
             京都市○○町
```

例3　主として使用する2カ国のみ表示する例

```
名称         乾燥ベジタブル
原材料名     大根・人参・ごぼう
原料原産地名 中国　タイ　その他
内容量       100 g
賞味期限     2008年10月30日
保存方法     直射日光を避け、常温で保存してください
製造者       株式会社京都食品
             京都市○○町
```

図3.12　原料原産地の表示方法の例

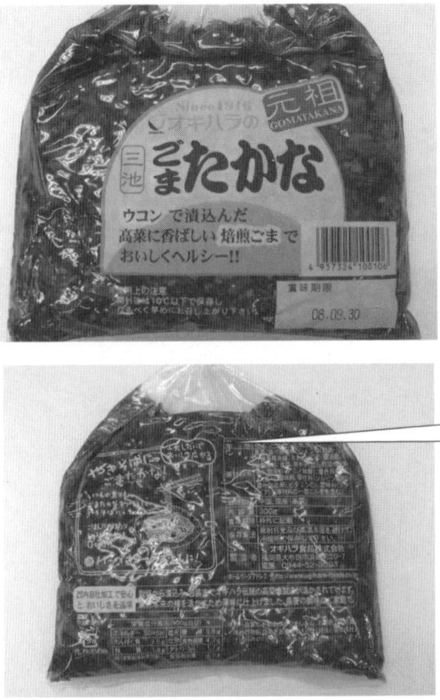

3.1 法令に則した食品表示とは

中国　国産（たかな）

中国産約95％
国産約5％を使用

写真提供）オギハラ食品㈱

図3.13　原料原産地を任意表示している例

(5) 期限表示

　期限表示も、昨日が製造日なのに本日を製造日として期限表示を偽装したり、「08 03 01」と表示すべきところを「08 04 01」と表示ミスをしたことによる商品回収が相次いでいます。ところで、期限表示の用語には「消費期限」と「賞味期限」があります。これらの用語の意味は、それぞれ次のとおりです。

　「消費期限」とは、品質が劣化しやすく、製造日を含めておおむね5日以内で品質が急速に劣化する食品に表示する期限表示の用語であり、容器包装を開封する前の期限を示すものです。消費期限を表示すべき食品には、例えば、弁当、調理パン、そうざい、生菓子類、食肉、生めん類などがあげられます。

「賞味期限」とは、定められた方法により保存した場合において、期待されるすべての品質の保持が十分に可能であると認められる期限を示す年月日をいいます。ただし、示された期限を超えた場合であっても、これらの品質が保持されていることがあるものです。

期限表示の設定方法(決め方)は、特に法令などで定められていません。期限表示設定は、国産にあっては製造または加工を行う者[4]が責任をもって設定し表示します。

また、製造業者等が期限表示を設定する場合に実施しなければならない検査等の品目横断的な設定ルールのようなものも定められていません。そのため、各製造業者等が、食品等の特性、品質変化の要因や原材料の衛生状態、製造・加工時の衛生管理の状態、保存状態などの諸要素を勘案し、科学的、合理的に行います。

このように、期限表示の設定方法は、製造業者等が期限表示を設定するために実施しなければならない検査・基準は特定されていませんので自主基準を設定します。例えば、「微生物検査で一般生菌数を上限10^5とする」、「食中毒菌は陰性」、「官能検査の結果はおいしい」などの自主基準を設けます。その結果、一般生菌数の基準を超えた日数が最大10日とした場合、安全率(80％など)をかけて、実際の賞味期限を8日と設定します。

一般的に消費期限を表示すべき食品については、期限の設定に際して一般細菌、大腸菌群、食中毒菌などの微生物試験が必要であるとされています。また、業界団体が作成した期限の設定に関するガイドラインなどを参考にすることもできます。

---

[4] 販売業者がこれらの者との合意等により、これらの者に代わって表示をする場合には、当該販売業者が、輸入食品等にあっては輸入業者のこと

(6) 保存方法

　保存方法は、常温で保存が可能な場合は「直射日光、高温多湿を避け、常温で保存してください」、冷蔵の場合は「1℃から10℃で保存してください」、冷凍の場合は「-18℃以下で保存してください」などと表示します。

　開封後の取扱いで「3日以内にお召し上がりください」と記載されているものを目にします。しかし、もし「3日以内に健康を害する」などの被害が起きた場合は、責任を問われることもありますので、「開封後は賞味期限にかかわらずお早めにお召し上がりください」と表示すべきです。

(7) 原産国

　加工食品の原産地は「商品の内容について実質的な変更をもたらす行為が行われた国」、すなわち最終製品を製造した国が原産国となります。最終製品とは「組織によってそれ以上の変更が行われない製品」のことです。例えば、中国でタケノコを水煮にして容器包装した製品の「原産国は中国」となります。また、ノルウェー産のさばを中国で加工し包装した製品は「原料原産地―ノルウェー、原産国―中国」となります。

(8) 製造者・販売者・輸入者

　製造者・加工者の表示は「製造者・加工者の氏名(法人にあっては法人名)と所在地」を表示します。販売者として表示をする場合には「販売者の氏名、所在地と製造者の氏名、所在地」を併記するか、「販売者の氏名、所在地に製造者固有記号」を付記して表示します。なお、製造者固有記号は、あらかじめ厚生労働大臣への届けが必要です。また、輸入品は、「輸入者」の表示が必要で、製造所所在地の代わりに輸入業者の所在地を記載します。

3.2 裏面一括表示以外の商品の特徴・強調・あいまい表示

　食品でありながら「血圧降下作用」とか「抗酸化作用」があるという表示をしたり、「最高級」とか「他に類をみない」などと表示しているものがあります。これらの表示は、「景品表示法」に違反します。景品表示法は、虚偽誇大な表示と優良誤認を招く表示、および公正取引委員会の指定する不当表示を禁止しています。

　事業者が商品、サービスの効果、性能に関する表示をした場合には、公正取引委員会は事業者に対して、当該表示の裏付けとなる合理的な根拠を示す資料の提出を求めます。当該事業者から当該資料の提出がない場合は、不当表示と見なされ、事業者に対して警告や排除命令を行います。例えば、2007年12月に次のような排除命令が出されています。「馬刺包装袋の表面2か所に『極旨霜降り馬刺し』と記載することにより、あたかも当該馬刺が、霜降りといわれる一定の飼育方法により脂肪が細かく交雑した状態になった馬肉であるかのように示す表示をしているが、実際には、馬肉に馬脂を注入する加工を行ったものであった」。そのほかに、食塩の包装袋に「輸入天日塩を沖縄の海水で溶解し、平釜でじっくり時間をかけて煮詰め」と表示した場合に、「消費者の認識として、なにかよさそう、上等、おいしそうと思う」ので、景品表示法上の考え

表3.8　好ましくない表示の例

分　類	用　語　例
優良誤認	極上、最高、特吟、吟上、上選、優先、一番、代表、デラックス、ベスト、チャンピオン、他の追従を許さぬ
品質優良誤認	自然食品、滋養食品、保健食品、栄養飲料、健康飲料、美容飲料、推奨等献上、奉納、○○御用達、○○賞受賞、○○コンクール第1位、特許・工業所有権申請中の特許・登録手続き中の商標・意匠

方として、「実際のものより著しく優良であると示すもの等であるおそれがあり、一般消費者に誤認されるおそれがある」。そのために、対応として「製造方法の特徴を表示する場合には、当該製造方法により家庭用塩の品質等がどのように優れているか等、について具体的に表示することが望ましい」と指摘しています。

また、好ましくない表示の例として、表3.8に示すものがあげられます。

3.3 表示の不祥事を起こさないために

3.3.1 コンプライアンス経営の徹底

ミートホープや比内鳥、船場吉兆の不適切な表示にかかわる不祥事は、表示偽装による利益を追求した犯罪です。例えば、ミートホープは2006年5月から2007年6月にかけて、豚肉や鶏肉を混ぜたミンチを「牛肉100％」と表示を偽装し、10社を超える取引先に約138トンを出荷販売して代金約3,900万円を詐取しました。その結果、2008年の3月に札幌地裁は不正競争防止法違反および詐欺罪で、ミートホープの社長に「消費者に食品表示への不安を抱かせ、食品の安全を根底から揺るがした」として懲役4年の実刑を言い渡し、刑が確定しました。

船場吉兆の食べ残し料理の使い回しなども、献立表にどのような表示をしていたのかわかりませんが、コンプライアンスという面から見ると、「老舗企業」失格といえるでしょう。

食品表示の偽装防止の第一は、企業トップの法令遵守とコンプライアンス経営にあります。顧客のことを考えないで、企業の利益だけを考えて経営すれば、いつかはそのことが内部告発などで世間の知るところとなり、企業存亡の危機に陥るという危機意識をもつことが大切なのです。

3.3.2 家業から企業に

　これらの表示不祥事の重要な背景として、長年にわたる創業者による同族経営の弊害が指摘されています。規模が大きくなっても、企業経営の実権は、創業者やその一族に集中し、経営のやり方は家業であり、企業になっていませんでした。

　不二家の「信頼回復対策会議最終報告」では、この同族経営の弊害を「今回の問題発生と信頼失墜の重要な背景」と述べています。「指示されたことをやっておけばよい、指示されないことをやっても報われない」という状況になり「社員一人ひとりが、社会からの要請を敏感に感じ取り事業改善を自ら積極的に考えていく意欲を低下させた」と述べています。

　石屋製菓でも、不祥事の原因は「『ファミリービジネス』の域を脱しないまま大型化したこと等から、株式会社が本来備えるべき体制・組織を備えていない。」(石屋製菓コンプライアンス確立外部委員会報告より)と指摘しています。このように石屋製菓も家業であって、企業になっていませんでした。

　同様に赤福でも、赤福コンプライアンス諮問委員会が間接的原因として「家業的経営システムにおける弊害の顕在化」を指摘しています。

　不祥事の再発防止として「創業者による同族経営の弊害」をなくすことは重要です。不祥事発覚後、不二家では、はじめて創業者一族以外から社長が就任しました。石屋製菓も取引先の銀行から新しい社長を招きました。赤福では創業者一族の社長は残りましたが、会長が辞任し同族の取締役も辞任させました。それぞれが同族経営の弊害を排除しました。それと同時に経営体制の改革として、「品質保証部の新設・生産管理部の新設・お客様相談室の新設・コンプライアンス室の新設」などを行い、企業として体制を整え、その運用について専門家の助言を受け、再発防止を図っています。

3.4 正確な表示を行うポイント
3.4.1 製品仕様書を正しく作成

　製品の包材に正確な表示を行うためには、製品の仕様書が正しく作成されていなければなりません。仕様書を正確に作成する場合、その前提として食品の表示に関する法令を熟知していることが重要です。先の不祥事の原因として「JAS法や食品衛生法等に関する認識の欠如」(石屋製菓)、「法令に関する知識の不足・法令遵守意識の欠如」(赤福)が指摘されています。法令は時代とともに変わります。新しい情報を絶えず入手する仕組みと、法令が理解できる担当者の育成が必要です。そのことを前提として、仕様書の作成を正確にするために、「たまご焼き」を例として考えてみましょう。

　図3.14が「たまご焼き」の仕様書です。

　まず原材料欄を正確に記載するには、原料メーカーから図3.15の「原材料規格書」を入手します。しかし、原料メーカーが発行する規格書では、製造メーカーが必要とする情報が記載されていない場合がありますので、製造メーカーで作成した調査票を使います。図3.16に示すように醤油の原材料を記載し、その原材料をたまご焼きにした場合に必要な表示「アレルギー物質・遺伝子組換え・食品添加物」などを詳細に記入してもらいます。

　その原材料規格書を元に原材料配合調査書を作成します。これにもとづいて、図3.14の仕様書を作成します。作成した仕様書は、地元の保健所や農林水産省の出先機関にチェックをお願いし、法令上も間違いがないかどうか確認してもらいます。確認ができたら、仕様書に記載していることを、製品に一括表示等の表示を行い、包材の印刷を行います。

仕　様　書

○○食品株式会社　　　　　　　　　　　　　　策定日
　　　　　　　　　　　　　　　　　　　　　　改訂日

| 商品名 | たまご焼き | 規格 | 200 g | 名称 | そうざい |

使用原料

原材料名（一般）	使用目的	配合率（%）	備考（限定事項等）
たまご	主原料	98%	国産
醤油	調味料	1%	
アミノ酸	調味料	1%	

特性（微生物制御にかかわる特性）

保存温度：10℃以下　　　　　　　一般生菌数：10万／1 g 以下
その他　：陰性

賞味期限および保存方法

10℃以下で保存し製造日含め5日間
開封後は冷蔵庫に保管し賞味期限にかかわらずお早めにお召し上がりください

農薬等管理基準

法令に従って使用

喫食または利用方法・販売などに対する消費者層

特に制限なし

包装資材

ポリエチレン

栄養成分（100 g 当たり）

エネルギー　　　　　　kcal
たんぱく質
脂質
炭水化物
ナトリウム　　　　　／　食塩相当量

図3.14　製品仕様書の例（たまご焼き）

原材料規格書

○○食品御中

株式会社××食品
代表取締役　山田　太郎

製品名	醤油

1. 原材料（加工助剤・キャリーオーバーも含む）

原材料名 （添加物名）	配合率	メーカー 産地	アレルギー物質	遺伝子組換え 区分	食品添加物表示有無と 名称（製品に使用時）
大豆	○○%	国産	大豆	不分別	
小麦	○○%	アメリカ	小麦		
食塩	○○%	Z塩業			
L-グルタミン 酸ナトリウム	○○%	B社			調味料（アミノ酸）

2. 原材料農薬等使用履歴書

原材料名		生産者名	

農薬等名	登録番号	農薬等の種類	使用時期	希釈倍率		使用量		使用回数	
				基準	実際	基準	実際	基準	実際

3. 特性（微生物制御にかかわる特性）

一般生菌数	
大腸菌郡	
黄色ブドウ球菌	
その他	

4. 保存

保存温度条件	℃　～　℃
賞味期限	D+　　日
開封後の取扱	

5. 品質規格

糖度	
塩度	
pH	
その他	

6. 包材

材質	
寸法	

7. 製造工程図

図3.15　原材料規格書の例

原料名		メーカー名 産地	使用目的	アレルギー物質		食品添加物		遺伝子組換	残留農薬等
商品名	個別の原料名			義務	奨励	物質名	表示		
たまご	たまご	国産	主原料	たまご					基準以下
濃口醤油	大豆 小麦 食塩 L-グルタミン酸ナトリウム	A社	調味料	大豆 小麦		L-グルタミン酸ナトリウム	無	不分別	基準以下
アミノ酸	L-グルタミン酸ナトリウム	B社	調味料			L-グルタミン酸ナトリウム	有		

図3.16　原材料配合調査書の例

3.4.2 原料原産地表示の不正防止

(1) 原料受入・保管

　原料原産地表示の不正防止は、まず原料受入のときに仕様書で指定されている原料原産地であるかどうかを確認し、原材料受入確認書に記録します。具体的にいうと、たまご焼きの原料の卵の産地を京都産と指定していた場合に、現物の包装紙の京都産の表示と納品書に京都産と記載されていることを確認して受け入れます。もし、他府県の卵であれば返品し、京都産と交換させます。

　原材料の卵を受け入れた後は冷蔵庫に保管します。冷蔵庫から京都産の卵を取り出すときに他の産地の卵があれば、間違って取り出す場合が

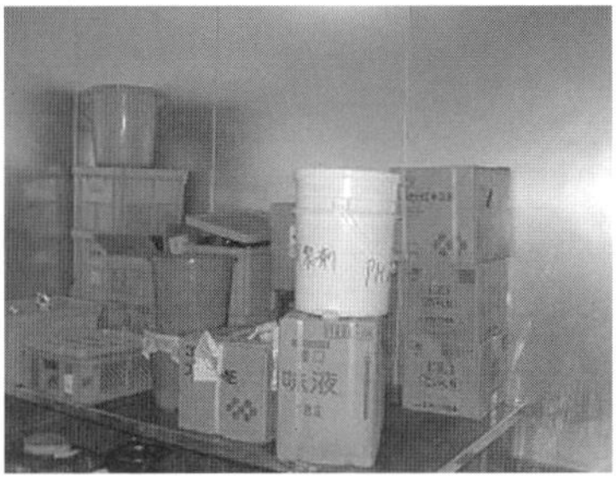

3.4 正確な表示を行うポイント

〈改善前〉
改善前は、一つの棚に調味料を重ねて乱雑に保管していました。

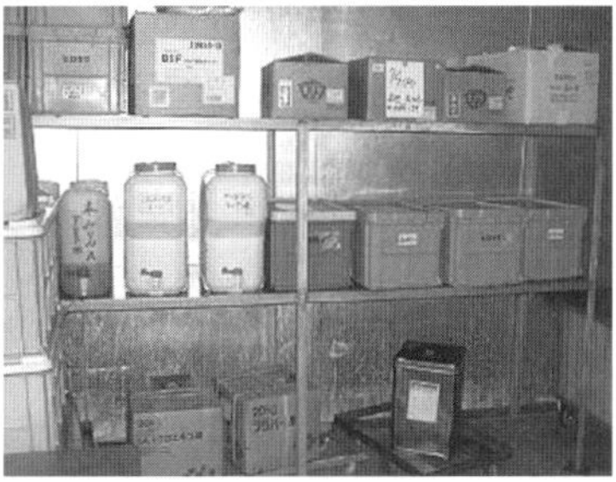

〈改善後〉
改善後は、棚を設置し、調味料を重ねて保管せず、使用頻度の低い調味液は別容器に保管して、冷蔵庫内の整理・整頓を実施しました。

写真提供）㈱ヒロツク

図3.17　冷蔵庫内の保管方法について

あります。そのミスをなくすためには、冷蔵庫内の食品衛生７S（整理・整頓・清掃・洗浄・殺菌・躾・清潔）の構築・維持が重要です。原料の卵の産地を間違えないためには、冷蔵庫の中の整理・整頓が必要です。図3.17の左は、整理・整頓をしていない状態です。改善前は、一つの棚に調味料を重ねて乱雑に保管していたため、目的の原料をさがすのに時間がかかったり、原料原産地の確認ができずに間違って使用したりしていました。このような状態では、在庫管理を行うことも困難になり、在庫を多くもちすぎ、コストアップにもなります。改善後（図3.17の右）は棚を設置し、そこに原料を置く場所と置く量を決めて表示します。このように整理・整頓ができていれば原料の産地を間違える可能性は小さくなるでしょう。また、賞味期限が切れた原料の使用をも防止できます。

　整理・整頓によって、製造日の古いものを前に、新しいものを後ろに置くことができ、先入れ先出しが常に可能になります。

計量・配合記録書

製品名：たまご焼き　　規格：200g　　　　　　　　　　○○食品株式会社

製造日：2008年6月 4日
賞味期限：2008年6月14日

原料名	産地(生産者)メーカー名	賞味期限	原料ロット	計量・配合基準	1ロット	2ロット	備考
たまご	京都府	○年×月△日		98	98		
醤油	A社	○年×月△日	z	1	1		
アミノ酸	B社	○年×月△日	y	1	1		
合計				100	100		

計量者	
配合者	
確認者	

図3.18　計量・配合記録書の例

(2) 原材料の計量・配合

　製品の製造時、原材料の計量・配合時に原材料の産地やメーカー名、等級などを間違って使用する場合もあります。これを防ぐには、あらかじめ原材料の産地と使用量を指定した原材料計量・配合記録書（**図3.18**）を使用します。各原料を計量したときに、指定どおりの原材料を使用し、計量・配合したことを記録に残します。

3.4.3 賞味期限印字ミスの防止

　賞味期限の記載ミスを防ぐには、賞味期限設定指図書（**図3.19**）を発行します。
　まず指図者が製造日から賞味期限を指図します。作業者は指図書の指

3.4 正確な表示を行うポイント

賞味期限設定指図書および包装袋確認書							
							○○食品株式会社
製品名	たまご焼き	規格	200g	指図日	2008年6月3日		
指図者		確認者		設定者		確認者	
賞味期限日指図				設定			
製造日	2008年6月4日(水)			賞味期限日	2006年6月14日		
賞味期限日	2008年6月14日(土)			印字添付			
包装袋確認	製品名	たまご焼き	規格	200g	セット者		確認者
包装袋現物	製品名 || 規格					

図3.19 賞味期限設定指図書の例

示を確認して、印字機の賞味期限を設定します。設定したら製品に印字する前に試し打ちを行い、それを指図書に添付して確認します。確認ができたら製品への印字を開始します。

　指図者は、1年に2回くらい意図的に間違った賞味期限を設定した賞味期限指図書を発行します。これによって作業者がその間違いを発見できるかどうかのシミュレーションを行います。もし印字設定者が発見できなければ、指図者は印字することを中止し、印字作業者を教育・訓練するのです。

第4章

トレーサビリティで食の安全・安心を確保する

　トレーサビリティは、生産から販売までの各段階で、商品とその情報を結び付けることにより、商品がどこへ行ったのかを追跡し、あるいはどこから来たのかを遡及できることです。トレーサビリティを確立しても安全な食品を提供することはできません。まずはHACCPシステムなどを導入して安全な食品を製造することが必要です。フードチェーンにおいて品質衛生管理のシステムとトレーサビリティシステムが有効に運用して、安全で安心な商品を消費者へ提供できます。

4.1 食品のトレーサビリティの必要性

4.1.1 トレーサビリティとは

　ここ数年の食品の安全や安心を脅かす事件・事故の報道で、"トレーサビリティ"というカタカナ英語を聞かれたことはあるでしょうか？聞いたことはあるという方でもその解釈は人によって異なるかもしれません。食品業界で頻繁に用いられるようになったのは、2001年にわが国で初めてBSE（牛海綿状脳症）が確認されて以降でしょう。トレーサビリティは"Trace"（追跡）と"Ability"（可能性）を合わせた言葉で、直訳すれば「追跡できる能力」や「追跡できること」となりますが、生産の履歴管理といった意味で使われることが多いようです。

　まずはトレーサビリティの定義を確認しておきましょう。「食品トレーサビリティシステム導入の手引き」改訂委員会の「食品トレーサビリティシステム導入の手引き（食品トレーサビリティガイドライン）」（2008年3月、第2版第2刷）では、**食品のトレーサビリティ（追跡可能性）**を以下のように定義しています。

　「生産、加工および流通の特定の一つまたは複数の段階を通じて、食品の移動を把握できること」

　また、注釈として「この定義における『移動を把握できる』とは、川下方向へ追いかける追跡と、川上方向へ遡る遡及の両方を意味する」。また「『移動』は、ものの出自（origin）、プロセスの履歴、または流通と関連づけることができる。」としています。

　農場から食卓までの原材料や食品の生産、製造、保管、小売の一連の作業をフードチェーンといいます。その一つの段階またはいくつかの段階において、食品の移動を把握できることがトレーサビリティの基本です。そして食品のトレーサビリティでは、一つの段階だけでなくフードチェーン全体を通じたトレーサビリティの実現を目指しているのです

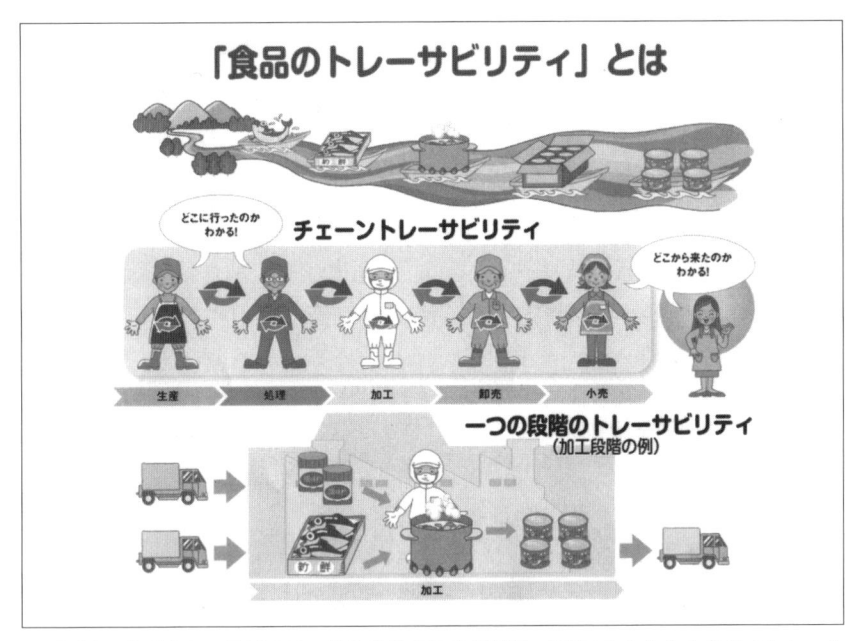

出典）食品トレーサビリティ教材検討委員会（監修）：「ゼロからわかる食品のトレーサビリティ」、食品需給研究センター、2008年3月

図4.1　食品のトレーサビリティ

（図4.1）。

4.1.2　トレーサビリティが注目される理由

　1996年に堺市を中心に発生した病原性大腸菌O-157による食中毒事件に端を発し、2000年には雪印乳業による大規模食中毒事件が発生して食の安全・安心が大きく揺らぎました。2007年には不二家による賞味期限切れ原材料の使用、石屋製菓や赤福による賞味期限の改ざんおよび賞味期限切れ製品の再使用、さらに2008年には健康被害を引き起こした中国製冷凍餃子への高濃度農薬混入事件など食の安全と安心を揺るがす事件が続発しています。

　このような事態が続くなかで、トレーサビリティが注目を浴びたのは、

第4章　トレーサビリティで食の安全・安心を確保する

2001年9月に、国産牛ではじめてのBSE（牛海綿状脳症）感染が千葉県で確認されたときからです。その後、テレビでBSE感染牛がふらついて歩行できない映像が連日報道されたり、BSEに感染した牛の肉などから人にvCJD（変異型クロイツフェルト・ヤコブ病）が感染する可能性が示唆されたのです。感染が拡大した原因は、十分に解明されていませんが、プリオンという通常の細胞タンパクが異常化してBSEを発症した牛が、肉骨粉（食肉処理の過程で得られる肉、皮、骨などの残さから製造される飼料原料）として再利用され、それを飼料とした牛が感染し被害が拡大したと考えられています。

農林水産省はBSE対策として1996年にイギリスからの牛肉加工品およ

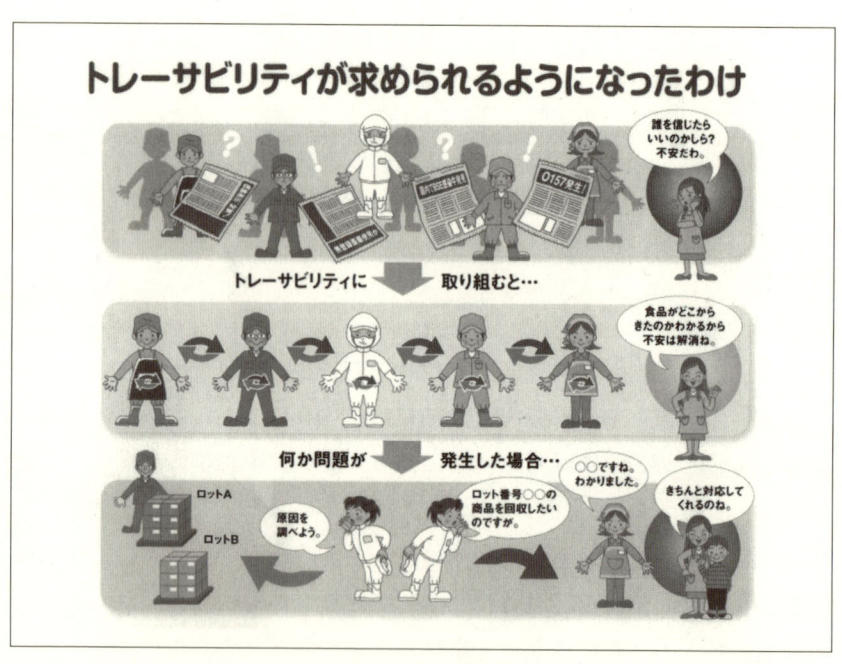

出典）食品トレーサビリティ教材検討委員会（監修）:「ゼロからわかる食品のトレーサビリティ」、食品需給研究センター、2008年3月

図4.2　トレーサビリティが求められる理由

び肉骨粉などの輸入を完全停止しました。しかし、その後も肉骨粉が輸入され、飼料として使用されていたこともあって対策として十分な効果があがりませんでした。そこで、国産牛の全頭検査を実施して安全性を確保しようとしました。しかし、全頭検査開始前に既に食肉となっていたものがあるため、政府はそれらを買取り処分することにしたのです。このとき一部の業者が買取りの仕組みを悪用し、外国産の安い牛肉を政府に買い取らせる、という**産地偽装事件**が起こったのです。つまりBSEの発生は、食品の安全性だけでなく産地偽装による食品企業への信頼も損なわれたのです。その結果、牛肉の消費が低迷することとなり、情報の信頼性回復とリスク管理のためトレーサビリティが注目されることになりました(**図4.2**)。

4.2 トレーサビリティ確保で食の安心づくり

4.2.1 トレーサビリティとHACCPの関係

　食品の安全を脅かす事件・事故が発生すると、その対策としてHACCPなどの安全性確保のシステムがもてはやされ、導入が進められてきました。

　HACCP(Hazard Analysis and Critical Control Point)とは、原料の入荷から製造、出荷までのすべての工程において、あらかじめ発生する危害を予測して、その危害を防止するために必須管理点(CCP)を特定し、そのポイントを連続的にモニタリングする工程管理により、安全でない食品が出荷されることを防ぐシステムです。HACCPは、安全な食品を製造する最も有効なシステムです。

　一方、食品のトレーサビリティは、生産、加工および流通の特定の一つまたは複数の段階を通じて、食品の移動を把握できることにより、食品の安全に関する問題が発生した場合にその原因調査のために食品製造

の工程を遡ることができ、原因の究明ができるシステムです。また、すでに食品が出荷されている場合で、撤去や回収が必要な場合は、問題のある食品を絞り込み、その行き先を特定することができます。

　つまりHACCPは直接食品の安全を実現するためのシステムであるのに対して、トレーサビリティシステムは問題が発生した場合の原因究明、正確で迅速な製品の撤去や回収を行うことで、消費者への被害の拡大を防ぎ、かつ組織の経済的損失を最小限にとどめるためのシステムといえます。トレーサビリティは、HACCPのように食品の安全を実現することを目的としたものではないので、トレーサビリティだけを確立しても安全な食品を消費者へ提供することはできません。

　2005年に発行された「ISO 22000 食品安全マネジメントシステム」は、従来のHACCPのもつ食品安全確保の技術的手法をISO 9001（品質マネジメントシステム）がもつマネジメントの仕組みで、より確実に食品の安全を確保しようとするシステムとして発行されました。ISO 22000の要求事項には、HACCPを行ったうえで、トレーサビリティを準備しておくという項目が含まれています。このように、両システムが協力し合うことにより総合的に食品の安全を確保するシステムになるのです。

4.2.2 トレーサビリティを確保するメリット

　トレーサビリティは、一言でいうと食品の移動を把握することです。それは食品と情報をもとに、対象食品の行き先の追跡と履歴を遡及できるということです。

　それでは何をするためにトレーサビリティを確立するのでしょうか？
「世間でもてはやされているからうちの会社もやっておこう」といった消極的な動機では、トレーサビリティの確立はもちろんシステムの維持も到底できません。それどころか企業活動の足かせになるでしょう。トレーサビリティを確立する目的を明確にして、自らの組織の業種、規

模、必要性を考慮したうえで確立しなければなりません。

　目的を決定するのは経営トップの役割です。これは経営トップがトレーサビリティの詳細な知識をもって決定するという意味ではありません。経営トップが自社で必要とされる、または業界や消費者が求める要求レベルなどの内外の状況から目的を定め、会社全体でその目的に合う実現可能な効率的なシステムを構築することになります。

　最新の情報技術を導入して大きな投資をしたトレーサビリティシステムを構築しても、目的が明確でないとトレーサビリティシステムの構築自体が目的となってしまい、必要なトレーサビリティを確保できません。食の安全を実現するうえでトレーサビリティは不可欠なものですが、導入すること自体が目的となってしまうと、組織活動の足かせとなる場合もあります。

　トレーサビリティは目的を達成するための手段であることを忘れずに、システムを設計・構築してください。

　トレーサビリティの主な目的には以下のようなものがあります(図4.3)。

(1) 食品事故が発生した場合の迅速で的確な回収と原因の調査

　トレーサビリティの確保は、消費者や取引先への被害を拡大させないとともに**組織事故によるダメージを軽減**することができます。

　組織は、食品事故を発生させないためさまざまな取組みを行っています。安全で安心な食品を提供することは、組織にとって最も重要な責任です。

　しかし、食品の製造に万全を期していても、事故が発生することを完全に回避することはできません。万一、事故が発生した場合には製品を回収する事態も発生します。そのような場合には的確な範囲の回収と迅速な原因の究明が必要となります。

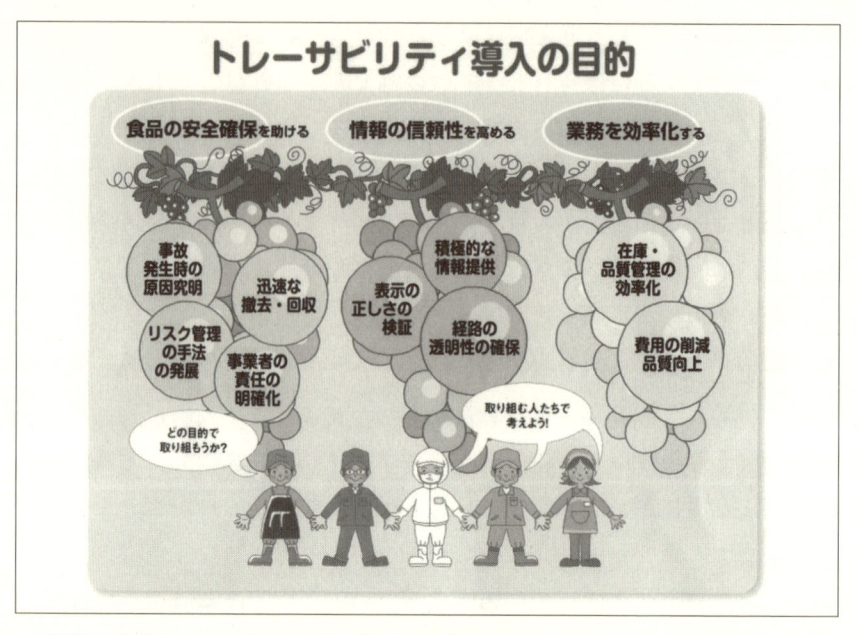

第4章　トレーサビリティで食の安全・安心を確保する

出典）食品トレーサビリティ教材検討委員会（監修）：「ゼロからわかる食品のトレーサビリティ」、食品需給研究センター、2008年3月

図4.3　トレーサビリティ導入の目的

　トレーサビリティの確保によって、「問題のある製品はどれか」、「その製品がどこにどれだけあるのか」を把握することができます。また、「その問題がどこでどのような原因で起こったのか」の調査情報を収集することもできます。

　事故発生後、該当製品とその原因が迅速に特定できなければ回収の範囲が広がり、風評被害を引き起こしかねません。消費者や取引先から見ると、広い回収範囲や調査内容のあいまいな説明は、不信感を募らせ、安心できない会社だと思うようになるでしょう。

(2)　製品に関する情報の信頼性の確保

　トレーサビリティを確立することで製品情報の信頼性を高めることが

できます。ここでいう製品情報とは、製品の包材に書かれている一括表示や強調表示とよばれている製品とともに流通する情報と、組織間などで取扱い前に確認している規格書や仕様書などの記載内容、また製造に関する品質管理や生産管理などに関する情報を指しています。

トレーサビリティを確立することで、どのような原料を使って、誰が、いつ、どのように製造し、どのくらいの期間保管していて、どこを流通したのかを、記録にもとづいて検証できるようになり、情報に対する信頼性を確保することができます。**頻繁に発生する原料原産地の偽装や賞味期限の改ざんなどの表示偽装は、フードチェーン全体のトレーサビリティの確保により防ぐことができ、食の安全の信頼性回復に有効に働きます。**

トレーサビリティでは情報の公開は必須ではありませんが、安全を実現するための取組みを積極的に提供することで製品への信頼感はもとより組織に対する信頼感も高まります。

(3) 業務の効率化や改善

トレーサビリティ確立のために原料や包材の情報や製造にかかわる情報の伝達や保管を行ったり、**製品を日付やロット番号で識別し管理する**ことで得られた情報は、**品質保証や在庫管理などにも活用できます。**

例えば、原材料をトレースするために、納入業者、配送業者、原材料名、入庫数、製造日、保管状態、次工程への出庫数などの情報を管理するとします。この場合、まず原材料受入れ時の原材料検査で原材料名、個数、製造日、原材料の品質(品温、外観など)を確認します。次に保管工程では、製品名、入庫数、保管状態(温度、破損がないなど)、出庫数を確認します。このように、トレーサビリティを確立することによって原材料の個数を把握することはもちろん、在庫数を常に把握することができます。もし過剰な在庫があるようであれば改善の"ネタ"となりま

す。適正在庫の実現を目指しましょう。

　トレーサビリティを食品の移動の把握だけでなく、当該組織にとって必要な課題の解決に活用すれば、主業務に(メーカーであれば食品を製造すること)関連して運用することができるため定着しやすくなります。

4.2.3 食の安全・安心とトレーサビリティ

　食品の安全について議論されるときにしばしば"安全"と"安心"を混同していることがあります。この混同は一般の消費者だけでなく、食品関連の仕事に従事している方々のなかにも見られます。産地や食品メーカーにお伺いして従業員の方々に「安全とは何ですか？」、「安心とは何ですか？」と質問すると、さまざまな答えが返ってきます。安全・安心の定義が決められていないのです。これでは食品の安全・安心を保証することはできません。

　「安全」とは、検証にもとづく客観的な評価であり、食品が安全であるということは「食品本来の作用以外に、健康に有害なあるいは不都合な作用を及ぼさない」ことです。食品の安全を脅かすものとしては、食品を汚染する有害微生物(O-157、サルモネラ菌などの食中毒菌など)や化学物質(農薬、ダイオキシン、動物用医薬品など)、および本来食品に含まれている自然毒(ふぐ毒、キノコの毒など)などがあげられます。

　一方、「安心」とは、個々人が感じる主観的評価で、それぞれに評価の基準が異なります。言い換えると、「安全」を実現していくプロセスに対する「信頼」であるといってもいいでしょう。食品についての「安心」は、「安全」のための努力がなされ、その努力の内容が見えること、わかることによって高まります。

　したがって、HACCPにより安全な食品をつくり、さらにトレーサビリティを確保することにより、食品製造プロセスの透明性の確保、記録による情報の検証、消費者や取引先に対して迅速な情報提供ができれば、

情報の信頼性が向上し消費者に安心を与えることができるのです。つまりHACCPという安全を実現するための取組みが、トレーサビリティの確立により、そのプロセス全体に対する情報の信頼性を担保し安心へとつながっていくのです。さらにいえば**トレーサビリティは、HACCPで実現した「安全」を「安心」へ変換することができるひとつの仕組み**なのです。

4.3 各国のトレーサビリティ確立の取組み

4.3.1 日本のトレーサビリティシステム制度と普及

　食品安全基本法の理念の下で2003(平成15)年にBSE対策として「牛の個体識別のための情報の管理及び伝達に関する特別措置法」(牛肉トレーサビリティ法)が施行されました。この法律は、牛の個体および牛肉の識別と情報の適正な管理および伝達に関する処置を定めています。すなわち、牛の管理者は、牛の出生、輸入、譲渡、受渡しなどの際に農林水産省へ報告することが求められています。また、と畜業者、販売業者、特定の料理提供者に対し、牛肉への固体識別番号(またはそれと対応づけられたロット番号)の表示と、引渡しや販売における個体識別番号、引渡しの年月日と相手、重量などの記録とその記録の保管を求めています。つまり10桁の識別コードをつけて生産から処理そして流通までの情報を管理するもので、法律により義務化されています。

　それ以外の食品についてトレーサビリティは努力義務ですが、農林水産省はすべての食品でトレーサビリティ制度をつくることを勧めています。

4.3.2 海外のトレーサビリティ確立の動き

　EU(欧州連合)のトレーサビリティ確保の目的は、第一に食品安全の

第4章　トレーサビリティで食の安全・安心を確保する

確保です。これは単に問題が発生した製品の回収だけでなく、その発生の原因の確認や、消費者、事業者、行政それぞれのコミュニケーションの確保を含んでいます。第二に表示の信頼性の確保です。特に原産地や生産地域などの証明手段です。第三に検査を容易にする役割があげられています。これらにより消費者保護、消費者の信頼確保、市場の機能の安定化を目指しています。

EUのトレーサビリティの義務化の範囲は、2000年に牛および牛肉が、さらにそれ以降遺伝子組換え物質（GMO）、卵などの品目に広げられていきました。そして2005年からはすべての食品と飼料などのトレーサビリティが義務化されています。ただし、このトレーサビリティの要求は高度なものではありません。どの製品がどこから仕入れられて、どこへ販売されたのかが判別できるレベルが求められています。すなわち、トレーサビリティの目的は、問題があった製品の撤去および回収ができることなのです。組織内部における、受け入れた単位と販売した単位との間のトレーサビリティ、いわゆる「内部トレーサビリティ」についてはその要件としていません。

トレーサビリティは、北米でも確立が進められています。米国では、これまでトレーサビリティの導入には消極的でしたが、O-157汚染の多発を受けて、食肉を対象とした「企業のための製品リコールのガイドライン」が作成されました。また、2002年にはバイオテロリズム法が成立し、国内の食品関連企業は登録制となり、輸入食品については原産国からの情報提示が制度化されました。

またカナダでも、2001年に「食品回収プログラムの開発および実行」が作成されました。これは特定の影響を受けた製品のロットおよびその製品を受け取る得意先を特定することにより、製品回収の範囲を限定すること、影響を受けた製品を、直ちに正確に販売から排除することを目的としています。

このように、グローバル化が進む世界で食品の交易の範囲やスピードが加速するなか、「被害の拡散を最小限にすること」また「食品への信頼性を高めるため」を目的として、北米をはじめ各国でトレーサビリティの整備が進められています。

4.4 京都生活協同組合の「鶏卵の品質保証システム」

　京都生活協同組合（以下「京都生協」という）は、2004年、京都府丹波町（現 京丹波町）で発生した鳥インフルエンザにより、鶏卵の安全と安心に不安を与える出来事を経験しました。そこで、組合員（消費者）が安心して鶏卵を消費できるように、明確な衛生管理の基準を鶏卵生産者と一緒に作成して、確かな品質の鶏卵を組合員（消費者）に届けるための「鶏卵の品質保証システム」の見直しを行い、2005年から運用しています。

　併せてそれを補強しステップアップしていくためのシステムとして「鶏卵のトレーサビリティシステム」を導入しています。このシステムは、京都鶏卵・鶏肉安全推進協議会[1]が取り組むトレーサビリティシステムと一体のものです（図4.4）。

　ここでは鶏卵の品質衛生管理とトレーサビリティシステムの取組みを紹介します。なお、品質衛生管理にかかわる事項は、メインテーマではないため簡潔に述べます。

---

1) 京都鶏卵・鶏肉安全推進協議会とは、生産者と流通業者が一体となり、京都府内で生産され消費される鶏卵や鶏肉についての安全性を確保し、消費者が安心して購入できるよう、衛生管理水準の向上、情報開示、トレーサビリティシステムを組み合わせた新たな鶏卵・鶏肉の流通システムを推進することを目的として活動している団体です。

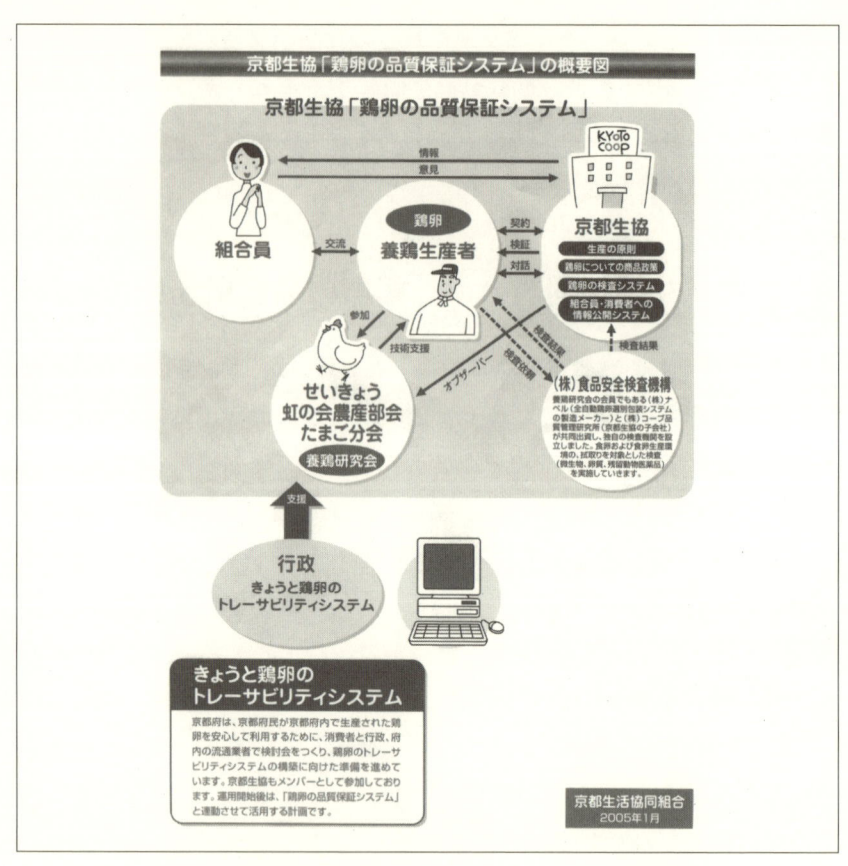

図4.4　京都生協「鶏卵の品質保証システム」の概要図

(1) 鶏卵の品質保証システム

　「鶏卵の品質保証システム」は、次の4つのことを念頭に置いています。第一に衛生管理レベルに差がある企業養鶏と農家養鶏の管理基準をそれぞれの力量に合わせて検討すること。第二にサルモネラ菌対策を徹底するため、養鶏場から店舗売場、支部（配送センター）までの適切な温度管理システムを構築すること。第三に卵は工業製品ではなく、生き物であることを前提に、鶏卵の不安払拭と消費拡大、生産者育成に取り組

むこと。そして第四に、京都府(行政)、養鶏場(生産者)、地元スーパー(流通)との共同参画で進める「鶏卵トレーサビリティシステム」と連動させて運用することです。

また、対象となる鶏卵は、京都生協プライベートブランドの「さくら卵」と「白卵」です。

(2) 鶏卵の品質衛生管理指針

京都生協の目指すべき品質衛生管理指針は、次の7つです(図4.5)。

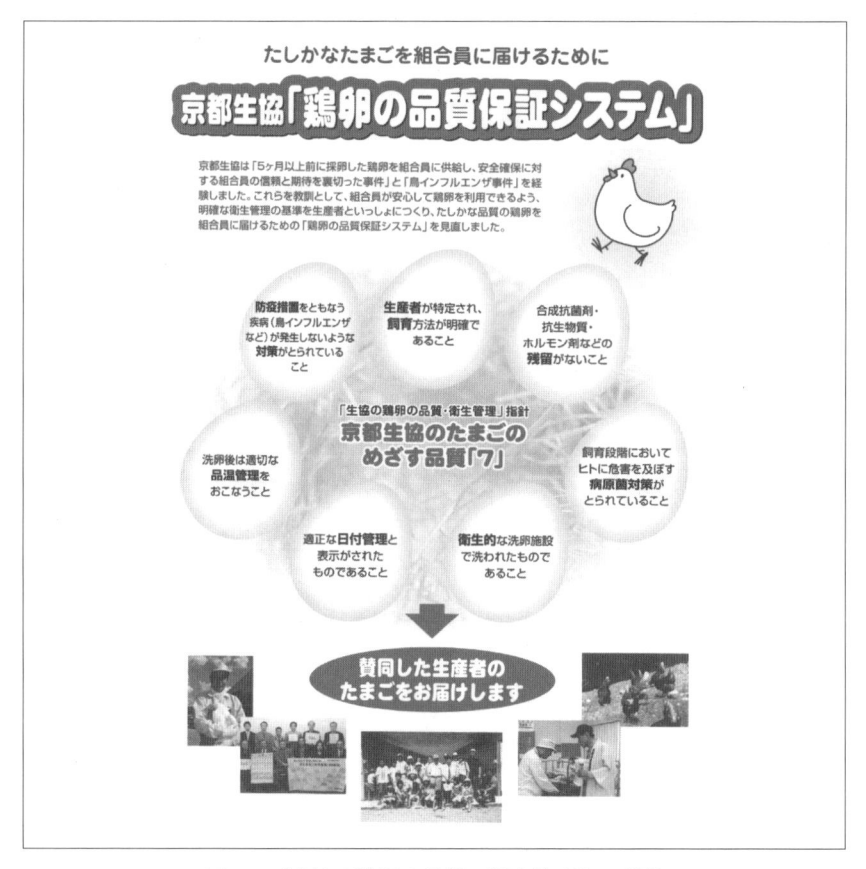

図4.5 「生協の鶏卵の品質・衛生管理」の指針

① 生産者が特定され、飼育方法が明確であること
② 合成抗菌剤・抗生物質・ホルモン剤などの残留がないこと
③ 飼育段階において人に危害を及ぼす病原菌対策がとられていること
④ 衛生的な洗卵施設で洗われたものであること
⑤ 適正な日付管理と表示がされたものであること
⑥ 洗卵後は適切な品温管理を行うこと
⑦ 防疫措置をともなう疾病(鳥インフルエンザなど)が発生しないような対策がとられていること

表4.1　品質衛生管理の概要

品質衛生管理	内容
養鶏場、養鶉、GPセンターの点検*	・「京都生協鶏卵仕様書」(「生産者概要票」、「鶏舎台帳」、「農場での採卵作業の状況」、「採卵養鶏農場飼養管理票」、「飼料仕様書」、「GPセンターでの作業状況」から構成されている)を作成し、鶏の飼育方法や飼料の仕様、採卵作業、GPセンターでの管理を決定します。 ・定期的に現地に赴き、「生協鶏卵の衛生・品質管理の指針チェック表」(農場、GPセンター、ポジティブリスト、トレーサビリティのチェックリストから構成されている)にもとづき確認された仕様や方法で養鶏やパックがされているか確認を行います。 ・問題が確認された生産者に対しては、改善を要請します。また改善実施の確認のため再点検を実施します。
温度管理の強化	・鶏卵を10℃以下の冷蔵温度帯で一貫管理することは、サルモネラなどの食中毒菌を防ぐための重要な管理ポイントです。10℃以下での管理を強化します。
検査の実施(システムの検証)	・卵質検査(卵重、卵殻厚、卵殻強度、ハウユニット〈鶏卵の鮮度指標〉、卵黄色)を鶏舎などのロットごとに行います。 ・サルモネラ検査を定期的に実施します。

＊養鶉(ようじゅん)とは、ウズラを飼育すること。GPセンター(Grading and Packing center)とは、鶏卵の格付(選別)包装施設のこと。

これらは、生産、安全性、表示について目指したい方向性を示しています。この指針にもとづいて守らなければならない項目に対して別途基準を設けて遵守しています。

(3) 鶏卵の品質衛生管理

品質衛生管理についてはメインテーマでないので、ここでは簡潔に紹介します(表4.1)。

(4) 鶏卵のトレーサビリティシステム(図4.6)
(a) 基本フレーム

トレーサビリティの本来の目的は、生産から供給までの各段階で、商品とその情報を結びつけることにより、商品がどこへいったのかを追跡し、あるいはどこからきたのか遡及できることであり、必ずしも電子情報管理を意味するものではありません。紙情報であれ電子情報であれ、

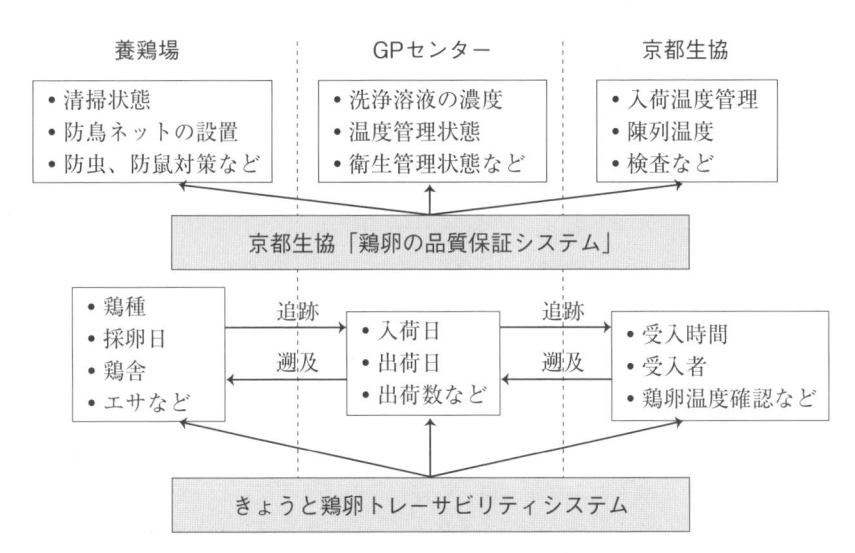

図4.6 鶏卵が消費者に届くまでの京都生協の2つのシステム

第4章 トレーサビリティで食の安全・安心を確保する

その目的を達成するための基本的な最低の要件がそろうことを目指します。

　トレーサビリティシステムは、生産から供給までのすべての過程でその商品に固有の情報を記録・保管し、商品が移動するとともに、その商品に紐付けられた情報が次々と伝えられていくことが基本となります。そのため、フードチェーン全体のどこか一カ所でも情報が途絶えるとトレーサビリティシステムは成り立ちません。生産から流通を経て京都生協にまで伝えられた情報を、最終供給者である京都生協が責任をもって記録・保管します。

　京都生協が取り組むトレーサビリティシステムは、始めから高度な内容を追求して限られた先進的な事例をつくるというものではありません。できるだけ多くの生産者が参加できるハードルの低いものから出発して、経験を蓄積しながら、精度の高いシステムへとステップアップしていく

表4.2　鶏卵トレーサビリティシステムの基本要件

基本要件	内　　容
ロット	生産者、採卵日、鶏舎ナンバー
パック日表示	ラベル表示はパック日とする。採卵日は識別記号に表示する。
情報の記録	・鶏舎の記録：ヒナの情報、飼料の情報、農場の衛生検査データ、卵の生産・集卵管理データ ・GPセンターの記録：原卵の製造・廃棄データ、販売先への出荷データ、衛生管理データ、卵質検査データ、サルモネラ（SE）検査データ、従事者の健康状態に関するデータ ・流通の記録：運送データ、従事者検査データ ・京都生協の記録：荷受時データ（品名・数量・日付・識別記号）、荷受職員のサイン、管理温度の確認 　これらの情報の記録と管理は紙で行うこととします。今後それぞれの経営規模、管理技術の到達度などを考慮しながら、全体としてステップアップすることを目指します。 　記録の保管は2年間とします。

ことを大切にしています。

京都生協の「鶏卵トレーサビリティシステム」は、「京都鶏卵・鶏肉安全推進協議会」が取り組むトレーサビリティシステムと一体のものです。

(b) 鶏卵トレーサビリティシステムの基本要件

鶏卵トレーサビリティシステムの基本要件を表4.2に示します。

(c) 鶏卵トレーサビリティシステムでの表示と情報公開(図4.7)

JAS法、食品衛生法にもとづく義務表示を含め、生協の鶏卵の品質・

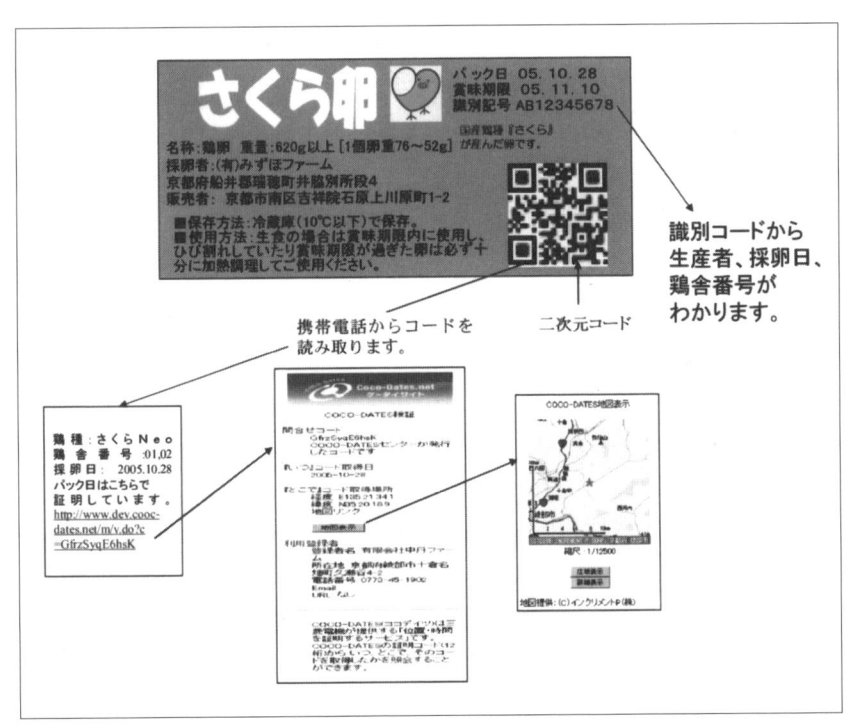

図4.7 「さくら卵」のラベルパックとトレーサビリティ情報の公開

衛生管理基準にもとづく表示を行います。

　"パック日"とそこから起算した"賞味期限"を表示し、加えて"識別記号"を表示します。この番号から、生産者、採卵日、鶏舎番号を確認することができます。

　二次元コードを活用して"鶏種"、"鶏舎番号"、"採卵日"の情報を基本とし、鶏卵をパックした場所と日を証明する仕組みを二次元コードのなかに組み込みます。

　消費者へインターネットで情報を提供している企業が、コストと手間をかけたのにアクセス数が少ないと嘆いているのを聞いたことがあります。㈳食品需給研究センターの「食品の情報開示に対する消費者のニーズと行動に関する調査報告書」(2007年3月)によると、国産牛肉の生産履歴などを調べない理由という質問に対して、このような仕組み(トレーサビリティ)さえあれば安心だからという回答が23.5％でした。このことから消費者が実際にアクセスして情報をとらなくても、製品に関する情報を公開していることがわかれば、それだけで企業や商品への信頼感をもつといえるようです。消費者への情報提供の評価は、アクセス数だけで判断するのではなく、情報を提供する姿勢と透明性とで評価すべきです。

4.5 消費者へ安心を届けるトレーサビリティ

　品質を考える場合、
　　① 食品の設計品質を確保する品質(製造工程で作り込む特性や魅力)
　　② 顧客の安心感を得るための品質(安全性や情報の信頼性・提供)
という側面があります。当然どちらの品質も重要ですが、ここ数年の食品企業の不祥事を鑑みると、②の取組みが軽視され、十分ではなかった

のではないでしょうか。

　トレーサビリティは、生産から販売までの各段階で、商品とその情報を結びつけることにより、商品がどこへ行ったのかを追跡し、あるいはどこからきたのかを遡及できることです。

　トレーサビリティを確立するだけでは安全な食品を提供することはできません。まずは安全な食品を製造することが重要です。そのうえで品質衛生管理の仕組みとトレーサビリティシステムを組み合わせることにより安心感を得ることができます。

　食品のトレーサビリティとは、食品の安全にかかわる情報を必要最低限記録して検索できることです。どの製品をどこから仕入れて、どこへ販売されたかが判別でき、記録が残るといったシンプルな内容からスタートして経験を蓄積しながら、ステップアップしていくことを目指すべきです。その仕組みは必ずしも「電子情報管理」を必要とするものではありませんので「紙情報管理」から始めましょう。

　消費者に安全な食品を安心して利用してもらうことは、一つの企業だけで品質衛生管理とトレーサビリティに取り組んでも実現できません。農場から食卓までのフードチェーン全体を通じた取組みが必要なのです。フードチェーン全体を通じた食品の安全を実現するための品質衛生管理の取組みとシンプルなトレーサビリティの確立で、消費者へ食品の安全と安心を届けられるのです。

第5章

コンプライアンスで「企業」「従業員」「消費者」を守る

　不祥事や事件を起こさせない、起こらない企業組織にするためには、トップをはじめ全従業員がコンプライアンスを認識して、それにあった行動をしなければなりません。コンプライアンスを単なる法令遵守としてとらえるのではなく、もっと広く「企業倫理」ととらえて、不祥事が起こらない組織づくりをすることが大切です。

第5章 コンプライアンスで「企業」「従業員」「消費者」を守る

　昨今、不祥事が続く食品業界では、「コンプライアンス」が一種の流行り言葉になっています。「コンプライアンス経営」なんて言葉は大企業のためにあるようなもの、と考えられていたのは過去の話で、今や中小企業のオーナー社長さんも「コンプライアンス」の重要性を盛んに説いています。

　しかし、社長さんが「コンプライアンス、コンプライアンス」と念仏のように唱えていても、実際に何がコンプライアンスで、何を達成しなければならないのか、具現化したコンプライアンス体制をもっている企業は、意外と少ないのではないでしょうか。

　そこで、この章では、「コンプライアンス」が何を意味するもので、食の安全を保証するための「コンプライアンス体制」を構築するためには、何をすべきかを、中小食品企業の視点で解説します。

5.1 他社のコンプライアンス違反から何を学ぶか？

　不祥事を起こした企業には、共通する社風が存在しました（第1章参照）。私たちは、これらの事例を対岸の火事として捉えるのではなく、ここから何かを学ばなくてはなりません。なぜなら、これらの企業でコンプライアンス違反が起きた理由を探ると、そこにコンプライアンス体制を構築する重要な意味が見えてくるからです。

　企業不祥事が蔓延する社風には、以下のものがあげられます。
① 崇高な経営理念に相反する利益偏重の経営方針
　利益追求はあらゆる企業の課題ですが、だからといって企業の目的は利益だけではないはずです。顧客のニーズに応えること、もちろん安全性は前提条件です。それらの前提条件をクリアしたうえで、利益追求があるのです。ところが、利益だけを重視する経営方針がまかり通ると、企業内に理想と現実のひずみが生まれて、企業不祥

事が生まれます。

② モノづくりを大切にしてきた老舗であるにもかかわらず、モノづくりの現場を知らない経営層

不祥事を起こしたいくつかの企業では、製造部門の暴走を経営層が把握していませんでした。営業利益ばかりを追求していると、製造部門への関心が薄れるのでしょうか？ 関心はあったとしても、製造部門のコストダウンにしか興味を示さなくなると、製造部門は安全性を無視してあらぬ方向に走ってしまうことがあるようです。

「社長さん、貴方はそれを止められますか？」

「社内の異常事態に事前に気づくことはできますか？」

メーカーはモノづくりが命のはずです。その精神を企業（社長・トップなど）が忘れたとき、製造部門は暴走列車と化すのです。

③ 物言えぬ従業員、不祥事を見て見ぬふりすることが唯一自分を護る道

企業は、おかしいことをおかしいと言える社風を大事にしなければなりません。長いものには巻かれろ、付和雷同、という雰囲気は不祥事を蔓延させます。

「イヤな報告を部下から聞く耳をもっていますか？」

「自分の評価がマイナスにつながることにも、正面から対処できますか？」

都合の悪いことに蓋をする誘惑に負けないこと、経営層も含め、社員一人ひとりにこの勇気があれば、不祥事は起きなかったのではないでしょうか？

④ 責任・権限の曖昧さ、いざというとき誰もが逃げ腰

日本企業は欧米企業と比較して、責任と権限を曖昧にしたがる傾向があります。問題があったらみんなで責任をとりましょう、と言えば聞こえはいいですが、得てしてそういう企業に限って、いざと

いうときに誰も責任をとりたがりません。不祥事が起きたとき、責任追及を恐れてつい目をつぶってしまう。不祥事に気づいたけれど、誰に報告すればそれを解決してくれるのかわからない。こうしている間に不祥事が大問題へと発展するのです。

　これら①〜④の社風が重複して存在すると、企業は不祥事に対して自浄機能を働かせることができなくなります。この自浄作用こそが企業倫理の最たるもので、企業にとっての最後の生命線なのです。

5.2 今、求められているコンプライアンスとは

　最近は、あまりの不祥事の多さに、猫も杓子も「コンプライアンス」と唱える時代です。一般的に「コンプライアンス」という言葉は「法令遵守」と訳されていますが、じつはこの言葉の定義には、2つの意味があることをご存じでしょうか？

　まず、狭義の「コンプライアンス」が一般的に訳される「法令遵守」を意味します。世の中の法律や規則を守って企業活動を行いましょう、というものです。しかし、この言葉を裏返せば、「法律さえ守れば企業は何をしても良いのか」という解釈にも発展しかねません。世の中のルールは法律だけではありません。また、法の専門家によると、法律は人間がつくったものだから完全でないといいます。法の不完全さを盾にとって、悪事を働く輩もいるでしょう。このようなことから**今、社会は、法令遵守を最低限として、企業に対してもっと高い「倫理観」を求めているのです**。広義の「コンプライアンス」は、まさにこの「企業倫理」のことを意味します。

5.3 コンプライアンス体制の構築

これだけ食品不祥事が相次ぎ、コンプライアンスが問われる社会になっても、社長は「コンプライアンス、コンプライアンス」と言うだけで、実際に組織としてどうコンプライアンス体制を推進していくか、具体的な計画をもっていない企業が多いのが実情です。

私はこれを「何となくコンプライアンス」と呼んでいます。

精神論的なコンプライアンスだけでは企業を守るすべにはならないし、事例も示さず、ただ「コンプライアンス」と叫んでいても、従業員の受け取り方はさまざまです。企業を守るためには、企業のコンプライアンス方針を明確に打ち出して、方針を具現化するための体制をつくらなければなりません。

コンプライアンス体制に関する文献はたくさんありますが、いずれも大企業向けの内容であって、掲載されている仕組みも大かがりであるため、中小企業を中心とする食品業界にはしっくりこない面があります。しかし、中小企業にも実践できるコンプライアンス体制があります。

「コンプライアンス体制を確立する」というと、一見、行動規範のような文書を作成することをイメージするかもしれません。しかし、コンプライアンス体制の確立において、文書作成はほんの一要素にすぎません。**大事なことは、いかに企業として不正が起きにくい仕組みをつくるか、ということです**。コンプライアンス体制を構築するためには、次の事項が必要です。

① 組織の見直し
- 職務権限の見直し
- 社内のコミュニケーション（報告・連絡・相談）
- コンプライアンス担当部署・要員の設置・配置
- 内部通報制度の確立

② コンプライアンスマニュアルの策定
- プロジェクトチームの編成
- 目標の設定
- 情報の収集
- 社内規定の作成

(1) 組織の見直し
(a) 職務権限の見直し

　貴方の会社では、職務権限が一極集中して、周りから物言えぬ雰囲気ができていませんか？　誰に管理されることもなく、大きな権限が行使できるような人はいないでしょうか？

　組織にとって権限委譲は良い面もたくさんあります。タイムリーな判断ができるため商機を活かすことができますし、委譲することによって従業員の責任感を育て、組織の活性化にもつながります。しかし、委譲しすぎると、あるいは委譲しっぱなしで何の管理も行っていないと、不正が発生する可能性もあるのです。そのリスクは常に頭に入れておいたほうがいいでしょう。

　例えば、銀行へ行くと、前面は接客を行う窓口業務の担当者、その後ろに決裁業務を行う上司というようにデスクの島が分かれています。口座の解約や投資などの業務は、後ろに控えている上司のチェックを受けてからでないと、完了することができないようになっています。窓口担当者が新米だから、という訳ではありません。同一人物がチェック機能もないままに業務を一貫して行うと、不正が起きる危険性があるからです。

　不正が起きにくい社内体制をつくろうとすると、職務権限が集中しないように、定期的に配置換えを行ったり、権限委譲の範囲を文書などで明確にします。もしも、それを越えて権限を行使する場合は何らかの事

前チェック機能を設けるのが一般的です。ところが、定期的に配置換えできる組織というのは、業務の標準化が進んでおり、人的にも経営的にも余裕がある会社です。

中小企業は個人の力量に頼って仕事をしていることも多いですから、配置転換や日々のチェック機能は難しいかもしれません。しかし、少なくとも、(事後でもよいから)何らかのチェック機能、あるいは定期的な報告を義務づけることは必要でしょう。もう少し突っ込んでチェックするなら、業務監査的なチェック機能をもつことです。不正は管理していても起こり得るものですが、無管理状態が続けば、発生する確率が一段と上がります。誰かの目に触れれば、そこで不正に気づくチャンスが生まれ、問題が大きくなる前に対処できます。

日本の企業は性善説の考え方で動いていますので、チェック機能をと言われると、人を信じていないようで抵抗を感じる方もいるでしょう。しかし、チェック機能をもとうとすると、チェックする人自身がその業務の概要を把握しておかなければなりません。これは、経営的にも管理強化につながりますし、互いに物を言える雰囲気をつくるのではないでしょうか。

(b) 社内のコミュニケーション

チェック、チェックと言わずとも、普段から上司とのコミュニケーションをスムーズに行うことができれば、自然とコンプライアンス体制を強化することができます。業務担当者が気軽に上司に報告・連絡・相談できるような雰囲気をつくることが、中小企業にとっては一番のコンプライアンスになるのかもしれません。

私のかつての上司は、仕事をしない人でした。仕事をしないというのはサボっているのではなく、机に向かって気ぜわしく事務処理をしたりすることがない人でした。会社にいるときは、つねに部下の机を回って

歩き、(ちょっと鬱陶しいくらいに)声を掛け、コミュニケーションを図っていました。上司が時間に余裕がない様子を部下に見せると、遠慮した部下が報告・連絡・相談を怠ってしまうため、気遣っていたのだろうと自分が上司の立場になってから気づきました。

思えば、不祥事を起こした企業の多くは、社内コミュニケーションに問題がありました。悪いことを悪いと言えない、上司が聞く耳をもたない、悪いことを報告されるのを上司は嫌がるなど、階層間の意思の疎通が図られていないと、正しい情報が上層部に報告されず、自浄作用も働きません。やがて、会社に不満を募らせた従業員が内部告発する、というのがパターン化してきているように感じます。大事なのは、社内にアンテナをいかに張り巡らせて聞く耳をもつかです。

(c) コンプライアンス担当部署・要員の設置・配置

コンプライアンスを推進する実務的な機能(コンプライアンスマニュアルの策定や運用、教育訓練、監査の実施など)を果たすために、統括部門または担当者を設置する必要があります。総従業員数が100名を超える規模の会社になれば、部署の設置まではいかなくても、コンプライアンス担当者くらいは設けたいところです。担当者のコンプライアンスに関する専門性についてはこれから勉強することを前提に、日常業務と兼任で社内から任命すればよいでしょう。

ある程度の組織規模になれば、コンプライアンス担当部署を設置します。部署を新設しなくても、品質保証部などが兼任してもよいでしょう。わざわざ組織図にコンプライアンス部門を書き加えるのには、意図があります。会社の意向は組織図に現れるといわれます。品質保証部門が社長直下に置かれるようになってきたのも、品質重視の会社の姿勢を社内外に示すためです。同じように、コンプライアンス重視の姿勢を従業員、そして外部に対して示すために部門を設けることをお勧めします。

担当者を置くにせよ、部署をつくるにせよ、いずれにしても、経営トップの直下においた組織づくりをしてください。一人で権限もなく、名ばかりのコンプライアンス担当者になっても意味がありません。経営トップの直属にして、経営者自らがコンプライアンス体制の推進をサポートしてください。少し企業規模が大きくなってくると、社長直下でなくても、執行役員クラスからコンプライアンス担当役員を任命し、その下にコンプライアンス担当部署を配置する場合もあります。それぞれの企業が、規模にあった組織づくりをしてください。

ただし、コンプライアンス担当者の責任・権限は、全社に及びます。コンプライアンス担当者が関与できないような例外部署や特権階級を許してはいけません。

(d) 内部通報制度の確立

内部通報というと、密告のようなネガティブなイメージを連想し、抵抗を感じる方々もいるでしょう。内部通報制度を語るには、まず、なぜ内部告発が起きるのか、を考えなければならないでしょう。

㈇ 内部告発はなぜ起きるか

最近の不祥事は、内部告発で明るみに出るものが増えています。その理由として、ひとつは会社から告発者への報復措置を禁止した「公益通報者保護法」が施行されたことで、告発しやすくなったことがあります。もうひとつは、内部告発の事例がこれだけ増えると、今まで会社の不正を黙認していた従業員が告発という手段を思いつきやすくなったという、社会的な環境の変化もあるでしょう。

いずれにせよ、なぜ告発者が内部告発という道を選ばざるを得なかったのか、告発に至った理由を考えてみてください。少なくとも、告発者に会社への忠誠心や愛社精神がないことだけが原因ではないと思います。

会社への恨み辛みや個人の利益のためではなく、告発者自身が、不正に荷担する、あるいは不正を黙認することを許せなかったように推察される事件もあります。

告発者の多くは、いきなり外部に告発しようとしたのではなく、何度か上層部への報告を試みたでしょうし、改善を求めてきたはずです。そのときの会社の対応が適切であれば、告発者は内部告発という手段には至らなかったであろうと推察します。会社が、きちんと問題を受け止めて、適切な原因追究と再発防止策を講じておればよいのですが、得てして告発される企業は不正を直視することができません。臭いものには蓋をしろ、見て見ぬふり……。情報が隠蔽されたり、ねじ曲げられたりする現実を前に、「今の会社では、自浄機能は期待できない」と判断して、やむなく内部告発に至るのではないでしょうか。

むしろ、告発者は会社の将来を思っているのに、それに答えられない会社が従業員を内部告発に追い込んでいる、そう捉えることもできます。

従業員が会社に不正を警告する行為は、企業風土に倫理観が育っている表れです。この機会を活用し、組織の自浄機能で解決する仕組みがあれば、経営的なリスク管理につながるでしょう。

(イ) 内部通報制度の仕組み

カリスマ的オーナー企業の社長には、企業規模が小さいうちは部下と円滑なコミュニケーションが図られて良いのですが、ある程度の企業規模を越えると社長の目が行き届かなくなり、またカリスマであるがゆえに、社内のマイナス情報が耳に届かなくなることがあるように私は思います。このような場合、いくら社長が不正を許さない確固たる信念をもっていても、不正の情報が上がってこなければ対処のしようがありません。得てして、不正を行う輩は情報操作にも長けているものです。

また、独自の路線で成功を収めた企業のなかには、「社会の非常識は

会社の常識」を是とする考えをもつ企業もあります。常識にとらわれていては斬新な商品開発や販路拡大はできない、というのはわかりますが、社会のルールでさえも否定する思想が企業に芽生え出すと、不祥事の温床にもなりかねません。おかしいことをおかしいと言える社風をつくるためにも、内部通報制度が求められます。

　また、通報制度はその存在自体が、不正に対する抑止力をもちます。会社には不正の事実に対して聞く耳があることを従業員に周知することで、企業としての倫理観を示すことになります。また、不正行為を起こそうとする人に対しては、抑止効果も期待できます。それでは、中小企業レベルの場合、どの程度の内部通報制度が必要でしょうか。

　一般に内部通報制度は、次のような窓口を設置する方法があります。

　【社内窓口】
　① 職制ラインを活用した窓口を活用する方法(すなわち上司に報告)
　② 職制ラインとは独立した、独自の内部通報窓口を設置する方法
　③ ②の設置が難しい場合、社長に直接つながるホットラインを設置する方法

　【社外窓口】
　④ 顧問弁護士など、会社が内部通報先に指定する特定の外部機関を活用する方法

　中小企業の場合は顧問弁護士などと契約していないことが大半なので、実質的には、①～③の方法から選択することになります。また、①が日頃から十分に機能していれば、そもそも内部通報制度など必要ない訳で、機能しない恐れがあるから別のルートを設置するのです。それを考えると、①を奨励しながらも、②か③の代替策が求められます。

　規模の小さい企業なら、社長がそのような報告を正面から受け入れる姿勢を常日頃見せていれば、わざわざホットラインを設置しなくても、

情報が入ってくるかもしれません。その場合も、いざというときのために社長が窓口となって、内部通報という仕組みを確立すること、通報の手段は問わず、また匿名でも記名でも可であること、通報者は保護されることを約束して、この制度を従業員に公表しておくことです。また、日頃から円滑なコミュニケーションがとれていても、従業員にしてみれば社内不祥事を社長に直接報告するのは、荷の重い話です。従業員が直接報告しやすいように、社長が不正に対して断固是正していく姿勢を見せておく必要があります。

　いずれにせよ、この制度は利用者から信用されて初めて活きてくるものです。通報者の保護は絶対条件であり、その保証が周知されていなければ、制度は埃をかぶって終わってしまいます。

(ウ)　内部通報の手段
　一般に内部通報は、以下の①〜④のような手段がとられますが、それぞれ通報しやすいような工夫が必要です。
　　① 　信書による受付
　　　一般郵便と混同して、窓口担当者以外の者が誤って開封することがないように、宛先の記載方法はあらかじめ決めておきます。また、利用者にも、その方法を周知しておきます。
　　② 　電子メールによる受付
　　　この場合も、窓口担当者の通報専用のアドレスが必要です。アクセス制限を掛けて、通報内容や通報者の情報が漏洩しないようにします。私が以前いた会社では、全従業員が社長への直通メールのアドレスを知っていました。
　　③ 　ファックスによる受付
　　　この場合も、通報情報が漏洩しないよう、日常使っているファックス番号とは別の、通報専用の番号を定める必要があります。窓口

担当者が不在の場合は、急を要する通報だと対応に遅れが発生する場合がありますので、注意が必要です。

④ 電話による受付

この場合も専用回線が欲しいところですが、めったに鳴らない電話回線のために毎月基本料金を払うことはちょっと難しいかもしれません。日常回線で受け付ける場合は、通報の内容が周りに聞かれないよう、担当者は別室で報告を受けるか、折り返すかの配慮が必要です。

通報者が匿名である場合、通報の第一報でできるだけ多くの情報を伝えてもらう必要があります。そのため、通報の様式を定めておき、誰でも活用できるようにしておくのがよいでしょう。**図5.1**に、その様式例を示します。

ただし、不正の暴露を防ぐために内部通報制度があるからといって、不正行為自体が社会通念上あまりに重大である場合は、事後であっても社会に公表する必要があるかもしれません。しかし、この場合でも、企業の自浄作用と透明性は評価されるので、隠蔽するよりははるかにダメージが小さいといえます。

(2) コンプライアンスマニュアルの策定
(a) プロジェクトチームの編成

コンプライアンスマニュアルの策定は、
- 経営層で作成する場合
- 経営層＋法務担当レベルで作成する場合
- 全社からチームメンバーを選抜しプロジェクトチームを編成する場合

があります。経営層や一部の要員だけで作成すると、従業員にとっては押しつけ的なルールになってしまいかねません。今後の社内展開や従業

第5章 コンプライアンスで「企業」「従業員」「消費者」を守る

コンプライアンス・ホットライン窓口通報フォーム

　このフォームは、コンプライアンスに違反する行為が行われていることを知ったときや、コンプライアンスに関する相談や疑義が生じたときに利用してください。

　このフォームを利用せずに、手紙やメールで通報することもできます。その場合は、このフォームを参考に、連絡先や通報内容を記入してください。

　この書面は、封書、電子メール、FAX で下記連絡先まで送っていただいても結構です。

通報年月日	年　　　月　　　日
貴方の氏名（※1）	
所属・役職（※1）	
希望する連絡方法	電話（自宅・職場・携帯）・メール（自宅・職場・携帯）
	FAX・郵送・他（　　　　　　　　　　　　　　　　）
	希望する連絡先の番号またはアドレス（　　　　　　　）

通報内容

通報の種類	
対象者の氏名・部署（※2）	
内容（※3） いつ、どこで、何を、どのように行ったか(行おうとしたか)	
違反する法規制（※4）	
証拠書類等の用意（※5）	あり（書面・テープ・USB・その他（　　　）・なし
結果の通知	希望する・希望しない

※1　公益通報者保護法によって貴方の立場は法的に保証されていますので、できる限り実名での提出にご協力ください。匿名の場合、事実関係の調査を十分にできない可能性がありますし、調査結果の通知ができません。
※2　通報の対象となる行為を行っている個人名と、その部署を記入してください。
※3　わかる範囲で記入してください。
※4　違反する法令や社内規則などがわかれば、記入してください。わからなくても構いません。
※5　証拠の有無を記入してください。

コンプライアンス・ホットライン窓口連絡先

〒○○○-○○　　　○○県○○市○○町○丁目○番地○号
株式会社　○○○○　コンプライアンス・ホットライン通報窓口係
TEL　○○-○○○○-○○○○
FAX　○○-○○○○-○○○○
E-mail　○○○○@○○○○.co.jp

図5.1　コンプライアンス・ホットライン窓口通報の様式例

員のコンセンサス(合意)を考えると、プロジェクトチームを編成することをお薦めします。

プロジェクトメンバーには、経営層から1名、総務、人事、経理、広報、営業、購買、生産、品質保証などの各部署の管理職を1名ずつ、社長が任命します。チームに参画する部署は、日々の業務を通じて、企業のステークホルダー(顧客、消費者、競合相手、取引先、従業員、株主、地域社会)と接している部門が対象になります。

メンバーが決まったら、社長自ら、コンプライアンス重視の方針とマニュアル策定の主旨、プロジェクトチームの設置を社内にアナウンスしてください。

(b) 目標の設定

先に述べたように、「コンプライアンス」には狭義と広義の意味があります。当社のコンプライアンスが社会の期待にどこまで応えるものでなければならないか、まずは目標レベルを設定します。コンプライアンス活動はいったんマニュアルをつくったら終わり、というものではありません。つくっては見直し、またつくっては見直し、の繰返しでレベルを上げていくものです。最初から背伸びをして社会貢献まで目指す必要はありません。自社の現状を踏まえながら、今目指すべきレベルを経営層と相談のうえ、設定してください。

また、コンプライアンスマニュアルを、どんなマニュアルにするのかは、最初に討議しておいたほうがいいでしょう。企業倫理の基本的な考え方だけ盛り込んだ「株式会社○○の行動基準10カ条」的なものも良いですが、もっと具体的に、従業員が日々の企業活動で遭遇しそうな場面を想定し、具体的な行動基準を示したほうが、活きたマニュアルになります。

(c) 情報の収集

コンプライアンスマニュアルのベースになるのは、自社の社是・社訓、経営理念や経営方針です。まずは自社の社是・社訓の意図を研究してみてもいいでしょう。老舗の企業が創業精神を忘れて不祥事を起こした例もあります。コンプライアンス体制の確立を機会に、今一度初心に返り、創業者の想いをたどってみましょう。また最近では、業界団体ごとに行動規範を制定していることもあります。自社を取り巻く外部環境が自社に何を求めているのか、業界団体の行動規範を検証してみてもいいでしょう。

(3) コンプライアンスマニュアルの例

まず、コンプライアンスマニュアルにどのような項目を掲げるかを決めます。

日本経団連は、大手企業の不祥事を背景に、「企業行動憲章」で企業倫理の確立を提唱してきました。企業が「企業行動憲章」を実践するために例示したものが、「企業行動憲章実行の手引き(第5版)」です。それを読むと、具体的にどのような項目を企業としてコンプライアンスマニュアルに規定しておかなければならないかがわかります。そのなかから、中小食品企業に関連しそうな項目のみを抜粋し、一部を改変して以下に示します。企業の規模やコンプライアンス体制の目標に合わせて、必要と感じるものを自社で選択してください。

- 消費者・顧客のニーズを把握し、社会的に有用な製品を開発、提供する。
- 製品の安全性と品質を確保する。
- 消費者・顧客に対して、製品に関する適切な情報を提供する。
- 消費者・顧客からの問い合わせなどには誠実に対応する。

- 個人情報・顧客情報を適正に保護する。
- 適正な購買取引方針を確立する。
- 広報・広聴活動等を通じて、社会との双方向のコミュニケーションを促進する。
- 多様な人材が個々の能力を十分に発揮できる人事・処遇制度を構築する。
- 雇用および処遇における差別を行わず、機会の均等を図る。
- 労働災害を防止し、従業員の健康づくりを支援する。
- 従業員の個性を尊重し、従業員のキャリア形成や能力開発を支援する。
- 従業員と直接あるいは従業員の代表と誠実に対話、協議する。
- 地球温暖化対策や循環型経済社会の構築に取り組む。
- 事業活動における環境影響を評価し、環境負荷と環境リスクの低減に努める。
- 環境問題の解決に資する革新的な技術、製品、ビジネスモデルの開発に努める。
- 反社会的勢力を排除するとの基本方針を明確に打ち出す。
- 関係団体と連携し、反社会的勢力の排除に取り組む。
- 経営トップは、リーダーシップを最大限発揮し、経営理念や行動規範の明確化、社内への徹底等にあたる。
- 経営トップは、経営理念や行動規範の基本姿勢を社外に表明し、具体的な取り組みについて情報開示する。
- 全社的な取り組み体制を整備する。
- 通常の指揮命令系統から独立した企業倫理ヘルプライン(相談窓口)を整備する。
- 企業倫理・企業行動規範に関する教育・研修を実施、充実する。
- 企業倫理・企業行動規範の浸透・定着状況をチェック、評価する。

第5章 コンプライアンスで「企業」「従業員」「消費者」を守る

- 経営トップは常日頃から、危機管理の視点に立って、緊急事態の発生を未然に防止するための社内体制を整備する。
- 万一緊急事態が発生した場合には、経営トップ自らの指揮の下、速やかに事実調査、原因究明を行い、企業としての責任ある適切な対応方針・施策を打ち出す。
- 社会に対して経営トップ自ら、事実関係、対応方針、再発防止策等について明確な説明を迅速に行う。

出典）　日本経団連「企業行動憲章実行の手引き（第5版）」を一部改変のうえ抜粋

コンプライアンスマニュアルの例として、雪印乳業の「雪印乳業行動基準」を示します。過去に事件を起こした雪印だからこそ掲げられる貴重な事例です。是非、参考にしてください。

雪印乳業行動基準の目次

企業理念：前文、企業目標、事業領域
「行動基準」がすべての企業活動の原点です

第1章　「雪印乳業行動基準」の基本的な考え方
　1．基本的な考え方
　2．「雪印乳業行動基準」の策定および改訂にあたって
　3．雪印乳業のマークについて

第2章　お客様・消費者に信頼されるために
　1．お客様・消費者に対して
　2．商品の安全と品質の確保
　3．商品表示

4．情報公開
　　5．お客様・消費者の声に対して
　　6．商品事故が発生した場合
第3章　雪印乳業の商品について
　　1．商品の開発にあたって
　　2．商品の製造にあたって
　　　(1)　原材料調達について
　　　(2)　製造について
　　3．安全な商品をお客様・消費者に届けるために
　　　(1)　物流における安全と品質管理について
　　　(2)　商品の販売における安全と品質管理について
第4章　環境保全への取り組み
　　1．「雪印環境マネジメントシステム」の運用
　　2．積極的な環境保全活動
　　3．環境教育の推進
第5章　雪印乳業に関わる皆様への姿勢
　　1．酪農生産者に対して
　　　(1)　酪農生産者とともに
　　　(2)　酪農への支援
　　2．取引先に対して
　　　(1)　公正な取引の推進
　　　(2)　節度ある対応
　　　(3)　市場取引ルールの遵守
　　　(4)　下請法の遵守
　　3．社会に対して
　　　(1)　社会への貢献
　　　(2)　食育の取り組み

(3) 地域社会とのつながり
　　　(4) 政治や行政への対応
　　4．株主に対して
　　　(1) 長期的な経営姿勢
　　　(2) 経営情報の開示
第6章　雪印乳業と私たち
　　1．社員とその家族と雪印乳業
　　　(1) 公平で公正な処遇
　　　(2) 働きがいのある職場環境作り
　　2．人権の尊重
　　3．私たちの行動
　　　(1) 事件を風化させない活動
　　　(2) 個人の尊重
　　　(3) 信頼し合える人間関係
　　　(4) 政治活動や宗教活動
　　　(5) 知識の習得
　　　(6) 私たちのマナー
　　4．雪印乳業の情報と資産
　　　(1) 社内情報の管理
　　　(2) 個人情報の保護
　　　(3) 社外での社内情報管理
　　　(4) インサイダー取引の禁止
　　　(5) 社内資産の扱い
　　　(6) 知的財産権の尊重
　　5．危機管理体制について
第7章　「雪印乳業行動基準」の実践と運用
　　1．役割について

> 2．運用について
>   (1) 教育プログラム
>   (2) モニタリング
> 3．企業倫理ホットラインとスノーホットラインについて
>   (1) 公益通報者、相談・通報者の保護
>   (2) プライバシーの厳守
>   (3) 社内のしくみ
> 4．「雪印乳業行動基準」を逸脱した場合の対応について
> 5．「雪印乳業行動基準」の改訂について
> 6．行動のチェックポイントについて
>
> **第8章　私たちの宣誓**
>
> 出典）雪印乳業「雪印乳業行動基準」
> 　　　http://www.snowbrand.co.jp/koudo/index.html

　規定する項目が決まったら、具体的な文書作成に入ります。コンプライアンスルールを明確にするためには、次の要素を押さえておく必要があります。

　① 誰が（主体）
　② どういう場合に、どういうシチュエーション（状況）で
　③ 具体的に、何をして良いか、何をしてはいけないか（行為）
　④ その理由はなぜか（ルールの目的）

この表記は、抽象的なものより、具体的な事例をあげるほうが望ましいです。というのも、コンプライアンス違反をしている当の本人には、得てしてその自覚がないことが多いからです。

　パワハラを例にあげましょう。
　「俺の言うことが聞けないなら……」

「お前のような奴は……」

　本人は、自分の言動をパワハラだとは思っていません。部下を叱咤激励しているつもりでいます。このような上司に「パワハラはいけません」と言っても、自分の行為がパワハラだとは、到底想像もつかないでしょう。具体的にどのような言動が問題となるのか、明確にしておく必要があります。

　また、マニュアルを作成する際、各部署の担当者にヒアリングを行い、現場の声を吸い上げることをお勧めします。どのような場面がコンプライアンス違反になり得るのか、具体的な事例をあげてもらうことで実践に即したマニュアルになります。コンプライアンスマニュアルの重要性や意義を社内に周知する前段階として、従業員の関心をひきつける効果もあります。

5.4 コンプライアンス体制の運用・チェック

(1) 教　　育

　コンプライアンスマニュアルの作成が完了したら、その規定を社内に展開します。ただ、「コンプライアンスマニュアルができましたので、読んでおいてください」というだけでは、コンプライアンスの意義と重要性を理解してもらうことはできません。ルールを社内で根付かせるためには、教育が必要なのです。

　中小企業には、従業員の倫理観を育てる仕組みが欠けていることが多いものです。倫理観など教えなくても個人が個々にもっているはず、という考えは、今の世代にはもう通用しません。今の食品工場には、色んな世代の考え方、場合によっては言語や国籍の異なる人までが混在しています。個々の異なる倫理観を企業倫理に統一させるためには、会社のルールも企業倫理も、その目的や重要性から説いていかなければならな

いのです。

　常日頃から、社長がコンプライアンスについて、意義と重要性を語ること。これも大事な従業員教育のひとつです。また、コンプライアンスに直面する実働部隊を中心に、新しいコンプライアンスの制度やルールを研修する機会が必要でしょう。特に大切なのは、一方的にルールを押しつけるのではなく、その研修を通じて問題意識を喚起してもらうことです。そこから、新たなリスクを吸い上げてルールを見直すことで、机上のコンプライアンスルールがブラッシュアップされます。

　コンプライアンスルールに関する研修プログラムは、企業規模や必要性に応じて、以下のような方法がとられます。

　　① 社内研修
- 新入社員研修
- 倫理研修（事例を用いたグループディスカッションなど）
- 業務マニュアル研修
- 定期研修
- 臨時研修

　　② 社外研修
- 各種団体の研修企画
- テーマ別研修

(2) 遵守状況のチェック機能

　体制を構築した後には、遵守状況をチェックし、仕組みをさらに見直す機能が必要になります。余力のある企業でしたら、コンプライアンス監査と称して、以下に示す内部監査制度を設けます。しかし、内部監査制度を社内で確立し、内部監査員を育成し、定期的な内部監査を実施していくのは、中小企業ではかなり負担になるでしょう。そこまで余力がない企業の場合は、定期的に社内アンケートをとって、コンプライアン

ス違反やそれに準ずる行為を見たり聞いたりしたことがなかったか、社内の情報を収集するだけでも良いでしょう。

　また、コンプライアンス体制の整備状況をチェックするためには、販売管理、購買、情報処理など、リスクの高い部署を中心に、コンプライアンス上のリスクについて、話し合う場を設けてもいいでしょう。実務担当者が業務のさまざまな場面で感じたコンプライアンス上のリスクを具体的にあげてもらい、それに対する防止措置が現行規定で整備されているかを評価します。

(3) 内部監査制度の概要

　次の2つの視点で仕組みをチェックする内部監査制度を設けます。

　　① コンプライアンスルールを各部署に周知・徹底し、コンプライアンス体制が維持できているか(運用状況のチェック)

　　② 規定したコンプライアンスルールは妥当なルールで、抜け漏れや実現不可能な机上のルールになっていないか(整備状況のチェック)

　その概要を以下に示します。

(a) 内部監査の手順

　　① 管理者層から内部監査員候補を選抜し、社内または社外の内部監査員養成研修で内部監査の基礎を勉強します。研修で習得すべき事項は、次のとおりです。

- 内部監査の基礎知識
- 内部監査の手法に関する知識
- 関連法令等に関する知識
- 情報システムに関する知識
- 食品安全に関する知識

最初から社内で監査員を育成することはかなり困難なので、外部研修機関の研修プログラムを利用します。最近では、ISOの内部監査員育成コースのほかに、J-SOX（日本版内部統制）の内部監査員育成コースもあります。コンプライアンスを目的とする監査であれば、後者のほうが充実しているでしょう。

② 年間の内部監査計画を策定します。コンプライアンス上、重要な機能をもつ部署に重点を置いて、監査の目的を定めます。

③ 年間計画にもとづいて、時期が来たら内部監査チームを編成します。内部監査チームは、部署ごとに個別の内部監査計画をたて、被監査部署の合意をとりつけます。内部監査計画では、次の事項を明確にしておきます。
- 監査日時
- 被監査部門の対応者
- 監査目的
- 監査の基準となる文書

④ 内部監査チームは、監査前の事前準備を行います。準備する事項は、次のとおりです。
- 被監査部門に関する情報収集
  - 被監査部門の業務内容、責任権限の把握
  - 被監査部門に関連する法規制の把握
  - 被監査部門に関連するコンプライアンスマニュアル上のルール
  - 被監査部門における最近のトピック、変化
- 監査項目の洗出し
  - 監査で何をチェックするか、あらかじめ洗い出しておく

⑤ 内部監査を実施します。監査では、過去の記録、従事者からの聞き取り調査などから、コンプライアンスルールが遵守されてい

るかをチェックします。
⑥　問題点が見つかったら、客観的証拠と監査の基準(コンプライアンスマニュアル、その他下位文書)と照らし合わせ、何が問題なのかをはっきり提示し、被監査部門の合意をとりつけます。さらに是正処置(再発防止)について方向性を定めます。
⑦　被監査部門は、指摘された事項の是正処置を行使します。場合によっては、コンプライアンスルールそのものに不具合があって、見直しが必要になることもあるでしょう。
⑧　監査の結果は、内部監査報告書などの様式に残し、経営者に結果を報告します。

(b) 構築上の留意事項

効果的な内部監査制度を構築するうえで、以下の点に注意してください。

①　内部監査員の要件

内部監査は企業の健康診断のようなものです。企業の現状を把握し、経営層が気づかなかった問題点を早期に発見して、問題点が大きくなる前に解決を図ります。内部監査は経営管理に貢献するものであるため、ある程度経営的な視点をもつ要員を内部監査員に割り当てる必要があります。

②　内部監査員の資質

ISO 19011という、監査のための指針を参照すると、内部監査員に関係する原則が5つあります。
　a)　**倫理的行動**：企業倫理を監査する立場にありますから、当然監査員本人の倫理観が問われます。
　b)　**公正な報告**：抽出した問題点を経営層に公正に報告する義

務をもちます。

　c)　**職業専門家としての正当な注意**：監査員は人や部署を監査して企業の問題点を抽出するという、責任の重い立場にあります。監査に際しては、当然払うべき注意を払い、問題点の見落としがないようにすべきです。

　d)　**独立性**：被監査部門から独立し、あらゆる権力に判断を左右されない独立性が求められます。

　e)　**証拠に基づくアプローチ**：「〜だろう」、「〜にちがいない」などのように主観で審査せず、あくまで客観的証拠にもとづいて問題点を指摘する客観性が求められます。

③　**内部監査員の権限**

　監査員には、社内のあらゆる部門や立場から独立性を保って、客観的に判断を下し、被監査部門の問題点を是正させるための権限が必要になります。

　よくあるのが、一部の領域だけ監査員の権限が及ばない「聖域」を許してしまうことです。「聖域」の存在は、監査制度自体の有用性が問われてしまい、監査制度を形骸化させます。社長を含め、あらゆる領域を監査できる権限が内部監査員には必要です。

④　**監査基準**

　コンプライアンス監査の中心は、コンプライアンスマニュアルや各部署の業務規定の遵守状況をチェックすることにあります。したがって、内部監査員は被監査部門に関連するコンプライアンスマニュアルや業務規定を、監査の前に把握しておく必要があります。

5.5 コンプライアンス体制の見直し

　一度作成したコンプライアンスマニュアルは絶対的なものではありません。机上で作成したルールは、実態に即していないことが多くあります。したがって、内部監査などのチェック機能を通じて問題点を洗い出し、遵守可能なルールに作り替えていくことが、ルールの形骸化を防ぐことにつながります。また、世の中のニーズは常に変化しています。過去に設定したコンプライアンスルールが、今の世の中のニーズに即しているか、時代遅れになっていないかを見定めていく必要があります。

　また、コンプライアンス体制を維持していくためには、従業員の意識改革だけでなく、資源(人、物、金、時間、情報)が必要になる場合があります。特に必要になるのは、意識改革のための教育の時間をどれだけ確保できるかです。「マニュアルを家で読んできてください」というだけでは、人の意識は変わりません。時には従業員を集めて、コンプライアンス教育を行うことも、経営者がどれほどコンプライアンスに力を入れているかを示すうえで有効です。経営者は、必要な資源を適宜判断し投入していかないと、「うちのコンプライアンスは精神論だけだから」と従業員のモチベーションを下げてしまいますので、要注意です。

付録 1　農薬の知識

　ここでは、農薬「メタミドホス」、「パラチオン」、「パラチオンメチル」、「ジクロルボス」の概要を、食品安全委員会のホームページにある発表情報から転載する。

　食品安全委員会ホームページ　http://www.fsc.go.jp/

ADI（Acceptable Daily Intake：一日摂取許容量）
JMPR（Joint FAO/WHO Meeting On Pesticide Residues：FAO/WHO合同残留農薬専門家会議）
FAO（Food and Agriculture Organization of United Nations：国際連合食糧農業機関）
WHO（World Health Organization：世界保健機関）
cRfD（chronic reference dose）

1．メタミドホスの概要

○　用途：殺虫剤（有機リン系）
　　　　穀類、野菜、果実等に幅広く使用される。

○　国内登録の有無：
　　日本においてメタミドホスの農薬登録はなく、農薬取締法に基づき国内の使用は禁止される。

○　海外での基準設定状況：
　　Codex（国際機関）、米国、豪州、カナダ等多くの機関・諸国で基準が設定されている。
　　日本においては、ポジティブリスト制度導入に際して、Codex、米国、豪州、

カナダ、EU、ニュージーランドにおける基準を参考に、米、野菜等の多くの作物について暫定基準が設定されている。

○ 海外での評価状況、一日摂取許容量（ADI）等：
　JMPR（国際機関）　　ADI：0.004mg/kg体重/日
　米国　cRfD（慢性参照用量※）：0.0003mg/kg体重/日
　　　　※慢性参照用量とは、米国でADIと同意で用いられる用語。

（参考）　JMPRの評価によると、急性毒性試験（ラット、経口投与）におけるLD$_{50}$（半数致死量）は16mg/kg体重であり、毒物及び劇物取締法における毒物に相当する。

○ 中毒症状：
有機リン系農薬による中毒症状としては、コリンエステラーゼ活性阻害により、以下のような症状を呈します。
　【軽　症】倦怠感、違和感、頭痛、めまい、胸部圧迫感、不安感および軽度の運動失調などの非特異的症状、嘔気、嘔吐、唾液分泌過多、多量の発汗、下痢、腹痛、軽い縮瞳
　【中等症】(軽症の諸症状に加えて)縮瞳、筋線維性れん縮、歩行困難、言語障害、視力減退、徐脈
　【重　症】縮瞳、意識混濁、対光反射消失、全身けいれん、肺水腫、血圧上昇、失禁
　（註）　① 一旦臨床症状が軽快に向かい、再度悪化することがある。
　　　　　② まれに後日、末梢神経障害が出現することがある。

（出典：「農薬中毒の症状と治療法」第11版　農薬工業会）

付録 1 農薬の知識

> 編者注：
> 　食品安全委員会は、2008年5月1日に行われた第236回委員会で「メタミドホスの一日摂取許容量(ADI)を0.0006mg/kg体重/日と設定する。」との審議結果を了承し、リスク管理機関(厚生労働省)へ通知した。

2. パラチオンおよびパラチオンメチルの概要

○　用途：殺虫剤(有機リン系)
　　農薬として稲、小麦、野菜、果樹等に使用される。

○　国内登録の有無：
　　日本において、農薬登録は失効しており、国内での使用は禁止されている。
　(パラチオン：昭和47年登録失効、パラチオンメチル：昭和46年登録失効)
　　毒物及び劇物取締法の特定毒物に指定されている。

○　国内外での残留基準設定状況：
　　米国、豪州、EU等で残留基準が設定されている。
　　日本においては、主要な農作物に残留基準が設定されているほか、ポジティブリスト制度導入に際して、米国、豪州、EU等における基準を参考に、暫定基準が設定されている。

○　国内外での評価状況、一日摂取許容量(ADI※1)等：
　〈パラチオン〉
　　　JMPR(国際機関)　　ADI：0.004mg/kg体重/日
　　　　　　　　　　　　ARfD(急性参照量※2)：0.01mg/kg体重/日
　※1　ADI：毎日一生食べ続けても健康に悪影響が生じないと推定される量。
　※2　ARfD：24時間又はそれより短時間の経口摂取により健康に悪影響を示さないと推定される量。

〈パラチオンメチル〉
　　JMPR（国際機関）　　ADI：0.003mg/kg体重/日
　　　　　　　　　　　　ARfD：0.03mg/kg体重/日

3. 農薬ジクロルボスの概要

○　用途：殺虫剤（有機リン系）
　　農薬として野菜、果樹等に使用される。

○　国内登録の有無：
　　日本において農薬登録がある。
　　毒物及び劇物取締法の劇物に指定されている。
　　国内流通量は、平成18農薬年度（平成17年10月〜平成18年9月）では、本成分を含む農薬の出荷量は、くん煙剤が49トン、くん蒸剤が33トン、乳剤が427トン。（農薬要覧2007）

○　国内外での残留基準設定状況：
　　Codex（国際機関）、米国、豪州等で残留基準が設定されている。
　　日本においては、米（玄米）、きゅうり、りんご等に残留基準が設定されているほか、ポジティブリスト制度導入に際して、Codex、米国、豪州における基準を参考に、畜産物等（牛の筋肉、乳等）に暫定基準が設定されている。

○　海外での評価状況、一日摂取許容量（ADI※1）等：
　　JMPR（国際機関）　　ADI：0.004mg/kg体重/日
　　　※1　毎日一生食べ続けても健康に悪影響が生じないと推定される量。

　　米国　cRfD（慢性参照量※2）：0.0005mg/kg体重/日
　　　※2　慢性参照用量とは、米国でADIと同意で用いられる用語。
　　　　ARfD（急性参照量※3）：0.008mg/kg体重/日

※3 24時間又はそれより短時間の経口摂取により健康に悪影響を示さないと推定される量。

（注） 上記の用途のほか、ジクロルボスは動物用医薬品及び医薬品として承認されている。（馬用の寄生虫駆除剤、畜・鶏舎などの害虫駆除剤（ハエ、カ）、家庭用殺虫剤（ゴキブリ、ハエ等）など）

付録2　餃子の製造方法

1．日本と中国との餃子製造方法の違い

　餃子は、大量生産・大量消費型のものと、そうではないコアな顧客向けのものとに分けられる食品です。ここでは、前者について日本と中国との製造方法について比較し、若干の私見を述べてみます。

　基本的に日本の食品製造業界では、機械装置産業的な食品製造が主流となっており、極力省人化を目指して生産性の向上を追求しています。これは原料コストの高騰もさることながら、人件費などの経費が海外の生産拠点と比較して圧倒的に高いことが大きな要因です。また、人を介することによる衛生面でのリスクを低減させる狙いも含まれています。

　一方、中国を含む海外生産では、人件費が日本国内と比較して非常に安く、設備投資を行うよりも人手に頼ることのほうが経済的に適しています。さらに「手作り」といった付加価値が得られることも大きいメリットです。また、日本の消費者の「おいしいものをより安く購入したい」というニーズと合致してきた経緯も、海外産加工食品の市場を拡大してきた要因です。さらに中国では地域によって日本を含む外資系独資企業(民間企業)への税制優遇制度などがあるのも大きな要因のひとつです。

　　国内産と中国産の餃子の違いを簡単にいえば、
- 国内産餃子 ⇒ 「機械製造＝機械成形」
- 中国産餃子 ⇒ 「手作り＝手成形」

です。十数億の人口を抱える中国では、機械より人の手のほうが手っ取り早く食品を製造できるのです。また、設備投資を行うよりも人件費投資を行うほうが経営的に有利な環境にあるのです。このように経営環境が日本とは根本的に異なっています。

2. 冷凍餃子の製造工程の違い

　一例として、機械成形と手成形の凍結前後加熱済みの冷凍餃子製造工程フローを比較します（図A1、図A2）。作業工程全体には、大きな違いはありません。野菜の下処理工程において国内メーカーの大半は、下処理を終えた材料を仕入れて加工することが多いため、実際には中国工場に下処理工程だけを外注しているともいえます。自工場で下処理を行えば、製造工程フローに大きな違いはなくなります。したがって、成形工程だけが大きく異なるだけで、製品包装工程が変わってくるものではありません。

　大きな違いといえば、前述のとおり「機械成形」なのか「手成形」なのかといったところです。

3. 調味料や添加物の品質

　日本では考えにくいことですが、中国では使用する調味料や添加物の中に異物が含まれていることが多いため、加工前に必ず目視確認による異物除去を行っています。特に、砂糖・食塩・グルタミン酸ナトリウムなどといった単品で大量に使用される調味料については必須工程となっています。これは中国国内で製造された調味料関係だけでなく、中国以外から中国へ輸入されてくる調味料にも実施されています。砂糖の目視確認工程を視察した際に、100kgの砂糖から数gもの砂や小石、有色異物が除去されているのを目の当たりにしたときには驚かされました。日本ではまず考えられないことです。

4. X線式異物検出器の有無

　先に示した製造工程フローには、検品工程にX線式異物検出器の記載はありませんが、中国の日本向け食品工場では、大半の工場がX線式異物検出器を導入しています。この点では国内メーカーと比較して若干設備的ハード面で進んでいるといえます。

　国内でも最近導入されつつありますが、大手メーカーのように資金力のある企業でないと、X線式異物検出器のような高価な装置は導入が難しいのが現実

製品の名称：冷凍餃子

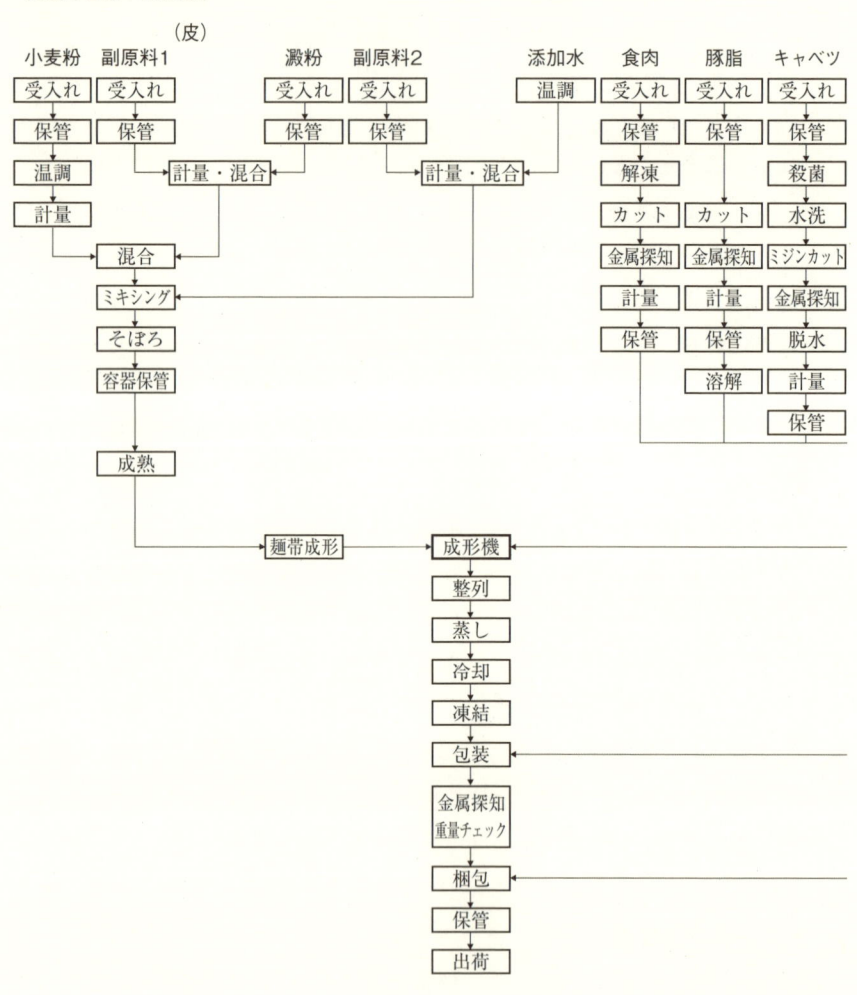

（皮）

```
小麦粉     副原料1        澱粉      副原料2      添加水     食肉       豚脂       キャベツ
 ↓          ↓             ↓         ↓           ↓         ↓          ↓           ↓
受入れ     受入れ        受入れ    受入れ      温調      受入れ     受入れ      受入れ
 ↓          ↓             ↓         ↓                    ↓          ↓           ↓
保管       保管          保管      保管                  保管       保管        保管
 ↓          ↓             ↓         ↓                    ↓          ↓           ↓
温調        → 計量・混合 ←          計量・混合           解凍                    殺菌
 ↓                                   ↓                    ↓                      ↓
計量                                                      カット     カット      水洗
 ↓          ↓                                             ↓          ↓           ↓
 →  混合 ←                                              金属探知   金属探知    ミジンカット
      ↓                                                   ↓          ↓           ↓
   ミキシング ←                                          計量       計量        金属探知
      ↓                                                   ↓          ↓           ↓
    そほろ                                               保管       保管        脱水
      ↓                                                              ↓           ↓
   容器保管                                                         溶解        計量
      ↓                                                                          ↓
     成熟                                                                       保管
      ↓
   麺帯成形  →  成形機 ← ─────────────────────────────
                 ↓
                整列
                 ↓
                蒸し
                 ↓
                冷却
                 ↓
                凍結
                 ↓
                包装 ← ─────────────────────────────
                 ↓
              金属探知
              重量チェック
                 ↓
                梱包 ← ─────────────────────────────
                 ↓
                保管
                 ↓
                出荷
```

図A1　機械成形製造

付録2 餃子の製造方法

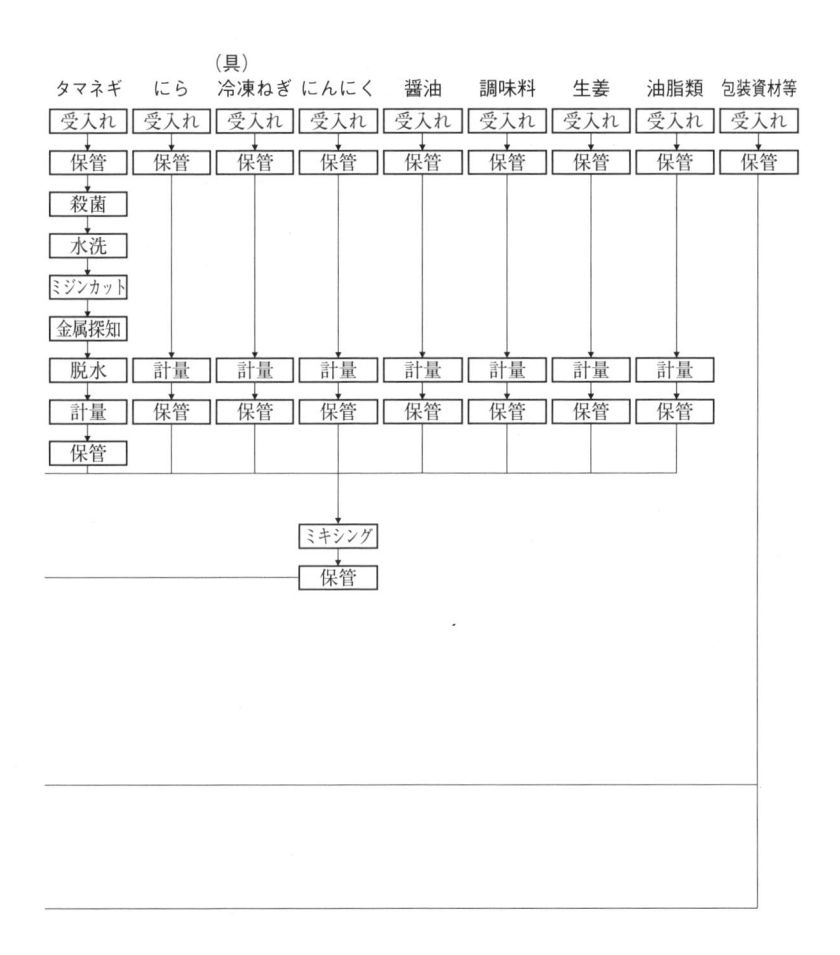

		(具)						
タマネギ	にら	冷凍ねぎ	にんにく	醤油	調味料	生姜	油脂類	包装資材等
受入れ	受入れ	受入れ	受入れ	受入れ	受入れ	受入れ	受入れ	受入れ
保管	保管	保管	保管	保管	保管	保管	保管	保管
殺菌								
水洗								
ミジンカット								
金属探知								
脱水	計量	計量	計量	計量	計量	計量	計量	
計量	保管	保管	保管	保管	保管	保管	保管	
保管								

→ ミキシング → 保管

工程フロー図

製品の名称：冷凍餃子

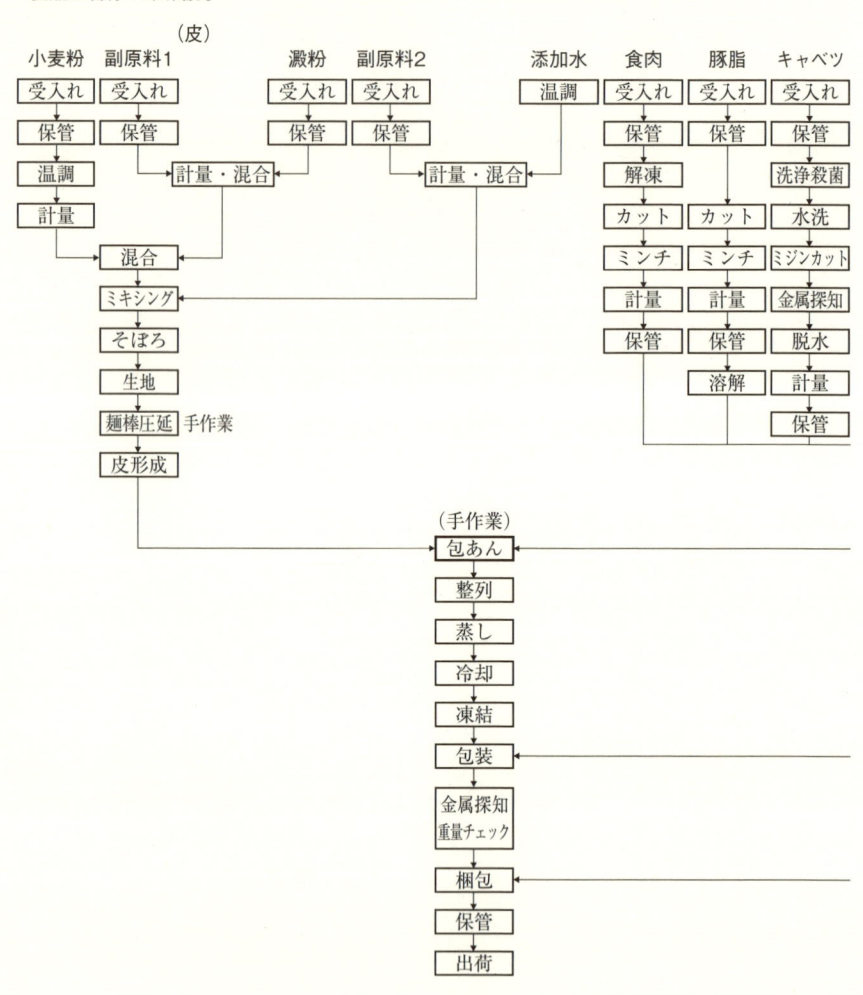

```
                        (皮)
 小麦粉   副原料1          澱粉    副原料2          添加水   食肉    豚脂   キャベツ
 受入れ   受入れ          受入れ   受入れ           温調    受入れ  受入れ   受入れ
  ↓       ↓              ↓       ↓               ↓       ↓       ↓       ↓
 保管     保管            保管     保管                    保管    保管     保管
  ↓       ↓              ↓       ↓                       ↓       ↓       ↓
 温調    →計量・混合←    計量・混合←                    解凍    洗浄殺菌
  ↓                                                      ↓       ↓
 計量                                                   カット    カット   水洗
  ↓       ↓                                              ↓       ↓       ↓
        →混合←                                         ミンチ   ミンチ   ミジンカット
           ↓                                             ↓       ↓       ↓
        ミキシング←────────────────────               計量    計量    金属探知
           ↓                                             ↓       ↓       ↓
         そぼろ                                         保管    保管    脱水
           ↓                                                     ↓       ↓
          生地                                                  溶解    計量
           ↓                                                             ↓
        麺棒圧延  手作業                                                 保管
           ↓
         皮形成
           ↓
              （手作業）
           →包あん←──────────────────────
              ↓
             整列
              ↓
             蒸し
              ↓
             冷却
              ↓
             凍結
              ↓
             包装←──────────────────────
              ↓
            金属探知
            重量チェック
              ↓
             梱包←──────────────────────
              ↓
             保管
              ↓
             出荷
```

図A2　手成形製造

付録2 餃子の製造方法

タマネギ	にら	冷凍ねぎ	(具) にんにく	醤油	調味料	生姜	油脂類	包装資材等
受入れ	受入れ	受入れ	受入れ	受入れ	受入れ	受入れ	受入れ	受入れ
保管	保管	保管	保管	保管	保管	保管	保管	保管
洗浄殺菌	洗浄殺菌	洗浄殺菌	洗浄殺菌			洗浄殺菌		
水洗	水洗	水洗	水洗			水洗		
ミジンカット	ミジンカット	ミジンカット	ミジンカット			ミジンカット		
金属探知	目視	目視	目視		目視	目視		
脱水	計量	計量	計量	計量	計量	計量	計量	
計量	保管	保管	保管	保管	保管	保管	保管	
保管								

↓

ミキシング

↓

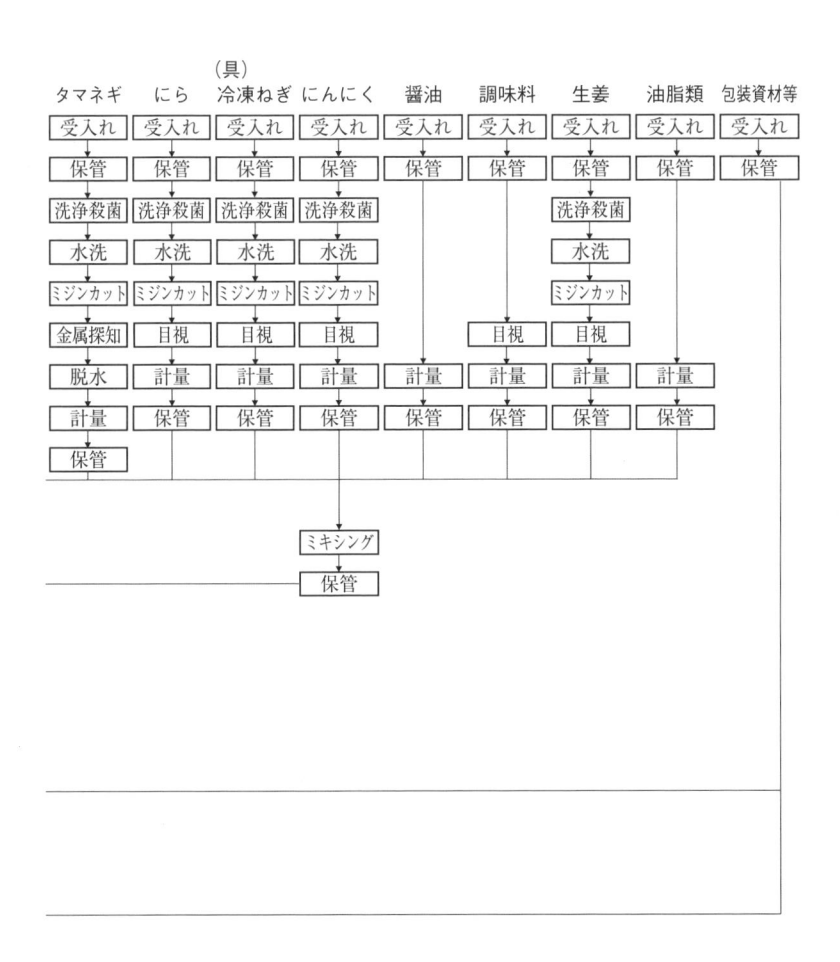

保管

工程フロー図

です。企業姿勢や製造責任の点から考えれば導入したほうがいいに決まっています。しかし、現実的には国内メーカーの大半が一粒数銭の利益しか得られない製品に対して、どこまで加工コストをかけられるかという難しい問題があります。ところが、中国のように日本と経営環境が異なれば、それも可能になるのです。

　別の見方をすれば、海外向け食品であるがゆえにクレームが発生したとき、人員を派遣して調査・改善を行うことが難しく、さらに異物混入クレーム1件に要する経費負担が看過できないことも、これら高価な機械が設置される一因です。一方、小ロット多品種製造工場であればあるほどこういった高額装置の導入は難しくなるのが国内メーカーの懐事情です。国内での複雑な経営環境もこういった安全対策上での配慮に対して、経済的に大きく制約させてしまう要因でしょう。

5. 原料野菜の違い
■中国の原料野菜

　原料野菜は、圃場での土作りや実際の農作物の栽培方法、特に化学肥料や農薬の種類と使用方法といった面で日本とは違うために、輸出を手がける中国のメーカーの多くは日本の栽培技術や管理手法の採用を進め、トレーサビリティシステムの導入を急ぐ企業が増加しています。これは残留農薬などによる日本側の輸入検疫での積戻しや廃棄処分によるロスが、看過できない量に及んでいるためです。厚生労働省の輸入食品監視業務ホームページ[1]を見ると、中国に限らず輸入検疫上での違反事例は増加傾向にあることがわかります。これは、日本国内での農薬などのポジティブリスト制度移行による検疫体制の強化の影響もあるかもしれません。特に収穫時期のずれや調達量不足を補うために、出処の不明な原料野菜を市場などから買い付けて使用すると、問題を起こす場合が多いようです。

---

1) http：//www.mhlw.go.jp/topics/yunyu/tp0130-1.html

このような背景から契約農場や自社農場のように顔の見える相手から原料の調達を行い、直接管理体制を敷くことで農薬などが製品に残留しないような仕組みへと移行しつつあります。もともと野菜の農薬残留自体は、国内外を問わず下処理工程での洗浄を十分行うことで回避できる問題です。しかし、使用される農薬などに添着剤成分が多く含まれていると残留リスクを負うことになるため、使用農薬などの成分についても農家の仕入先やメーカーにまでさかのぼって確認を行っているようです。

　このように原料段階での安全性確保を優先させることで、消費地である日本の検疫で受入れを拒まれるといった事態を回避する仕組みを積み上げてきています。

■国ごとに異なる農薬関連の法規制

　各国の農薬関連の法規制の違いも大きな問題になっています。日本では使用が禁止されていても、海外では使用が認められている農薬があります。さらに、使用は認められていても個々の農薬に対する使用基準や制限が異なるものもあります。そのため、使用農薬などの個別確認を要するといった煩雑な作業をともなうことになります。これが安全対策の徹底を遅らせている一因ともなっています。

　野菜の取扱いに対する考え方の違いもあります。**中国の都市部では、野菜は専用の洗剤で洗ってから調理することが当たり前になっています。**それだけ流通している野菜に農薬などが付着していて危険だということです。この点は日本とは大きく異なります。

■日本の原料野菜

　一方、国内での原料野菜は、農薬などの残留という面で考えるとリスクは海外産とそれほど大きく変わらないといえます。しかし、ポジティブリスト制度が導入されたことを受けて、農業生産者の理解も高まってきたことから肥培履歴の記帳運動の展開、使用基準や制限に対する生産団体ごとの指導の強化など

によって、徐々にではありますが管理されるようになってきています。しかし、まだまだ安心できるレベルには達していないのが現状でしょう。国内農産物で残留基準を超えて回収を行うといったケースは数えるほどしか一般には伝わっていませんが、果たしてそれだけなのか真相はわかりません。

6. コミュニケーションの必要性

　「中国製」製品に関する多くの問題は、「生産国と輸入国」、「製造者・流通者と消費者」のコミュニケーションが不足しているために起こっている問題が大半です。チャイナ・フリー問題にもこのことが潜在的にあります。食品を取捨選択するのは、あくまでも消費者側です。しかし、選択の際に必要な判断材料があまりにも不足しているのが現状です。農産物に限らず、加工食品も含めて中国食品ばかりが取り沙汰されていますが、日本の基準に対する違反を発生率で見ると、中国産よりもはるかに高い相手国が存在していることは見過ごされています。偏った判断や極端な危険排除をするしか対応策がなく、伝えるべき立場にある製造者や流通者が、正確な情報伝達を怠っていることも事実です。こういった点では、共通概念の形成が必要であり、個々の立場の利害を優先すると台なしになってしまいます。そのため、公正な立場で国や行政が介入すべき点が多々あると思われます。

　ここに示したように、まったく同じ餃子を作っていても、どのように餃子を製造するかという点だけで、日本と中国とでかなりの違いがあります。「違いがある」ということを正しく認識して物事を判断しなければ、大きな誤解が生まれてしまうのではないでしょうか。

参 考 文 献

第1章
1) 読売新聞YOMIURI ONLINE「二階堂記者の「完全自給食」体験記」
   http://www.yomiuri.co.jp/feature/foodexp/fe_fo_01.htm
2) 農林水産省ホームページ「食料自給率の部屋」の「食料自給率とは」
   http://www.maff.go.jp/j/zyukyu/zikyu_ritu/011.html
3) 独立行政法人農畜産業振興機構ホームページ「ベジ探」
   http://vegetan.vegenet.jp/
4) 農林水産省:「株式会社赤福が販売した商品(商品名「赤福餅」)における不適正表示に対する措置について」、2007年10月12日
   http://www.maff.go.jp/j/press/syouan/kansa/071012.html
5) 株式会社赤福 コンプライアンス諮問委員会:「報告書」、2008年1月31日
   http://www.akafuku.co.jp/compliance/pdf/c20080206_02.pdf
6) 日本生協連・冷凍ギョーザ問題検証委員会(第三者検証委員会):「最終報告」、2008年5月30日
   http://jccu.coop/info/announcement/pdf/announce_080530_01_01.pdf

第2章
1) 厚生労働省医薬食品局食品安全部:「平成18年輸入食品監視統計」、2007年7月
   http://www.mhlw.go.jp/topics/yunyu/tp0130-1ad.html
2) 財務省:「報道発表 普通貿易統計(貨物の輸出及び輸入に関する統計)集計結果 平成18年分(確定)」、2007年3月15日
   http://www.customs.go.jp/toukei/shinbun/trade-st/2006/200628f.pdf
3) 総務省統計局:「平成18年10月1日現在推計人口」、2007年4月16日
   http://www.stat.go.jp/data/jinsui/2006np/index.htm
4) 農林水産省ホームページ「食料自給率の部屋」の「食料自給率とは」
   http://www.maff.go.jp/j/zyukyu/zikyu_ritu/011.html
5) 河原昌一郎:「動向解析——中国の食品安全制度」、『農林水産省農林水産政策研究所レビュー』、No.12、pp.33-45、2004年6月30日
   http://www.maff.go.jp/primaff/koho/seika/review/pdf/12/primaffreview2004-12-6.pdf
6) 小板橋努:「中国の食の安全に対する取り組み」、『月刊HACCP』、Vol.13、10月号、pp.38-40、2007年

7) 中華人民共和国駐日本国大使館:「中国の食品安全問題について」、2007年9月10日
   http://www.fmprc.gov.cn/ce/cejp/jpn/zt/zgspaq/t360786.htm
8) 中華人民共和国駐日本国大使館:「温家宝首相、全国品質工作会議で6項目の要求提起」、2007年7月28日
   http://www.fmprc.gov.cn/ce/cejp/jpn/zt/zgspaq/t348551.htm
9) 中華人民共和国駐日本国大使館:「北京五輪期間中の食品安全保証 李長江質検総局長指摘」、2008年3月14日
   http://www.fmprc.gov.cn/ce/cejp/jpn/zt/zgspaq/t414709.htm

第3章
1) 食品表示研究会(編):『改訂 食品表示Q&A』、中央法規出版、2007年
2) 米虫節夫(編著):『やさしい食の安全』、オーム社、2002年
3) 厚生労働省ホームページ　http://www.mhlw.go.jp/
4) 農林水産省ホームページ　http://www.maff.go.jp/
5) 公正取引委員会ホームページ　http://www.jftc.go.jp/

第4章
1) 新山陽子(編):『解説 食品トレーサビリティ』、昭和堂、2005年
2) 新宮和裕・吉田俊子:『食品トレーサビリティシステム』、日本規格協会、2006年
3) 梅沢昌太郎(編著):『トレーサビリティ』、白桃書房、2004年
4) 社団法人食品需給研究センター:「トレーサビリティシステム導入事例集 第3集」、2007年3月
   http://www.fmric.or.jp/trace/h18/casestudy3.htm
5) 高井紘一朗・青山友宏・東洋大学経営学部富田研究室:「食品の品質保証とトレーサビリティ」、『MMRC Discussion Paper No.154』、東京大学COEものづくり経営研究センター、2007年3月
   http://merc.e.u-tokyo.ac.jp/mmrc/dp/pdf/MMRC154_2007.pdf
6) 食品トレーサビリティ教材検討委員会(監修):「ゼロからわかる食品のトレーサビリティ」、食品需給研究センター、2008年3月
   http://www.fmric.or.jp/trace/kyozai/zerowaka_booklet.pdf
7) 「食品トレーサビリティシステム導入の手引き」改訂委員会:「食品トレーサビリティシステム導入の手引き(食品トレーサビリティガイドライン)」(第2版第2刷)、2008年3月

http://www.fmric.or.jp/trace/tebiki/tebiki_rev.pdf

第 5 章
1) 久保惠一(監修)、野坂晃史・仁木一彦・三好直樹(著):『図解 一番はじめに読む内部監査の本』、東洋経済新報社、2007年
2) 佐藤孝幸:『ただいま授業中 内部統制がよくわかる講座』、かんき出版、2006年
3) 田中宏司:『コンプライアンス経営』、生産性出版、1998年
4) 浜辺陽一郎:『図解 コンプライアンス経営』(第3版)、東洋経済新報社、2006年
5) 水尾順一・清水正道・蟻生俊夫(編):『やさしいCSRイニシアチブ』、日本規格協会、2007年
6) 中村葉志生:『等身大で語るコンプライアンス講座』、大学教育出版、2007年
7) 國廣正・五味祐子・青木正賢・芝昭彦:『コンプライアンスのための内部通報制度』、日本経済新聞社、2006年

索　引

[英数字]

ADI　143
CIQマーク　55、56
cRfD　143
FAO　143
FAO/WHO合同残留農薬専門家会議　143
HACCP　97
HACCPシステム　28、35、53
ISO 22000　98
ISO 9001　98
JAS法　15、60、63
JMPR　143
JT　30
WHO　143
X線式異物検出器　149

[あ行]

赤福　11、13、18、84
アレルギー表示の判断フロー　73
アレルギー物質の表示　71
安心　7、102、112
安全　7、102
安全性　38
石屋製菓　21、84
一日摂取許容量　143
一律基準　40
　——違反　40
　——の矛盾　40
一括表示　62
遺伝子組換え　74、75、76

裏面一括表示　61、82
　——の記載方法　62

[か行]

回収　98
化学的危害　35
加工食品の一括表示　61
加工食品品質表示基準　12、64
加工助剤　69
機械成形　149
　——製造工程フロー図　150
企業行動憲章　130
企業倫理　118
期限表示　79
キャリーオーバー　69
教育　136
京都生活協同組合　105
熊本辛子蓮根による集団食中毒事件　5
クライシスコミュニケーション　31
景品表示法　15、60、63、70、82
鶏卵の品質保証システム　106
計量・配合記録書の例　90
計量法　60
原因究明　98
検験検疫シール　55
健康増進法　60
検査　43
原材料規格書の例　72、87
原材料の名称　65
原材料配合調査書の例　88
原材料名　64

161

原産国　81
原料原産地　76
　——の表示方法の例　78
　——を任意表示している例　79
公正取引委員会　15
厚生労働省　15
工程管理による食の安全保証　28
国際連合食糧農業機関　143
国民生活審議会　24
好ましくない表示の例　82
コミュニケーション　121
コンタミネーション　73
コンプライアンス　83、116、118、122
コンプライアンス・ホットライン窓口通報の様式例　128
コンプライアンス体制　119、136
コンプライアンスマニュアル　127、130、136

[さ　行]

再発防止策　10
産地偽装事件　97
残留農薬　33
ジクロルボス　146
従業員満足度　9
順序　64
遵法精神　24
消費期限　79
消費者の意識変化　6
情報公開　111
情報伝達　32
情報の収集　15、130
賞味期限　80
賞味期限印字ミスの防止　90

賞味期限設定指図書の例　91
食中毒被害者　4
食の安全　25
食品安全　49、50
食品安全委員会　143、145
食品安全宣言　30
食品衛生　9
食品衛生7S　89
食品衛生法　15、60、63、67
食品企業への社会的な責任　6
食品偽装　16
　——に関連する法律　16
食品事故の比較　5
食品添加物　67
　——の表示　67、68
　——の表示の免除　69
食品等の輸入届出の手続きの流れ　27
食品表示　25
　——に関係する法律　60
食品不祥事　9、20
　——の原因分類　6
　——の特徴　4
　——の変化　8
職務権限　120
食料自給率　2
信頼性　100
製造者　81
製品仕様書　84
　——の例　86
生物学的危害　35
世界保健機関　143
全数検査　28、43

[た　行]

縦割り行政の弊害　20

索　引

縦割り行政の問題　23
タンパーエビデンス　34
チャイナ・フリー　47
注意喚起表示の例　74
中国製食品　38
　──の安全性　44
中国製冷凍餃子事件　30
中国の政府機関　49
手成形　149
　──製造工程フロー図　152
撤去　98
同族経営の弊害　84
トレーサビリティ　94、98、101、103、113
　──の確保　100

[な 行]

内部監査　138
　──手順　138
内部告発　9、24、123
内部通報制度　123、124、125
内部通報の手段　126
内容量　77
日本たばこ産業　30
抜取検査　28、43
農薬関連の法規則　155
農林水産省　11、15、20

[は 行]

廃棄処分　8
パラチオン　145
パラチオンメチル　145
販売者　81

品質衛生管理　108
品質管理　9
品質優良誤認　82
フードチェーン　94、101
不二家　21、29、84
不正競争防止法　60
不正表示の原因　13
不正防止　88
物理的危害　35
法令遵守　118
保健所　20、21
ポジティブリスト制度　26、40
ポジティブリストの例　41
保存方法　81

[ま 行]

マネジメントレビュー　30
ミートホープ　24
無添加・不使用表示　69
名称　63
メタミドホス　143
目標の設定　129
モニタリング検査　26、44

[や 行]

薬事法　60
優良誤認　70、82
雪印乳業　132
　──行動基準　132
　──食中毒事件　5
輸出食品　52、53
輸入者　81
輸入食品　38

●編者紹介

<small>こめむしさだ を</small>
米虫節夫
　近畿大学農学部環境管理学科 教授
　日本防菌防黴学会 会長、食品安全ネットワーク 会長、PCO微生物制御研究会 会長、『環境管理技術』誌 編集委員長、デミング賞委員会 委員、微生物制御システム研究部会 顧問(元 部会長)、元 株式会社赤福コンプライアンス諮問委員会 委員、元 ISO 9001 主任審査員

●著者紹介(五十音順)

<small>うえの たけみ</small>
上野武美　(執筆担当：付録2)
　㈱ハチバン 安全衛生室長

<small>うえまつしげあき</small>
植松繁顕　(執筆担当：第4章)
　京都生活協同組合 経営品質部 経営品質担当
　㈱コープ品質管理研究所において、食品企業の食品の安全・安心確保のための食品衛生7S、HACCP、ISO 9001、ISO 22000などのシステム構築・推進のコンサルティング活動を経て現在に至る。
　ISO 9001審査員

<small>おくだこうじ</small>
奥田貢司　(執筆担当：第1章1.2節、1.4～1.6節)
　㈱帝装化成 本社技術部 シニアコンサルタント
　日本防菌防黴学会 微生物制御システム研究部会 運営委員、㈳愛知県PCO協会 広報部 部長、『環境管理技術』誌 編集委員、PCO微生物制御研究会 運営委員

<small>きぬがわ</small>
衣川いずみ　(執筆担当：第5章)
　㈱QA-テクノサポート 代表取締役
　㈱壱番屋 品質保証部商品品質保証課 課長を経て、食品企業専門のコンサルティング会社 ㈱QA-テクノサポートを設立し現在に至る。
　ISO 9001およびISO 22000審査員、きょうと信頼食品登録制度 審査機関指定審査委員、元 株式会社赤福コンプライアンス諮問委員会 委員、食品安全ネットワーク 幹事

佐藤徳重（さとうのりしげ）　（執筆担当：第1章1.1節、第2章）
　フードテクノエンジニアリング㈱技術部 品質保証・食品衛生課 課長
　㈱前川製作所を経て、現在に至る。主に、食品工場のHACCP構築支援、工場の衛生診断、工場計画および衛生改善提案業務に従事する。
　日本HACCPトレーニングセンター 常務理事

角野久史（すみのひさし）　（執筆担当：第1章1.3節、第3章）
　㈱角野品質管理研究所 代表取締役
　京都生協に入協後、支部長、店長、ブロック長を経て、組合員室（お客様相談室）に配属、以来クレーム対応、品質管理業務に従事する。その後、㈱コープ品質管理研究所の設立を経て、現在に至る。
　消費生活アドバイザー、きょうと信頼食品登録制度 審査委員、京ブランド食品認定ワーキング・品質保証委員会 副委員長、食品安全ネットワーク 副会長

	どうすれば食の安全は守られるのか
	いま、食品企業に求められる品質保証の考え方

2008年9月9日　第1刷発行

	編　者	米虫節夫	
	著　者	奥田貢司	佐藤德重
		角野久史	植松繁顕
		衣川いずみ	上野武美
	発行人	田中　健	
	発行所	株式会社 日科技連出版社	
	〒151-0051　東京都渋谷区千駄ケ谷5-4-2		
	電　話　出版　03-5379-1244		
	営業　03-5379-1238〜9		
	振替口座　東　京　00170-1-7309		

検印省略

Printed in Japan　　　　印刷・製本　東洋経済印刷

© Sadao Komemushi et al. 2008
ISBN 978-4-8171-9277-6
URL http://www.juse-p.co.jp/

本書の全部または一部を無断で複写複製(コピー)することは、著作権法上での例外を除き、禁じられています。